心脑血管疾病防治养护细节

主编：王强虎

编者：王水龙　王　振　张麦昌
　　　李粉婷　李省阁　李西江
　　　王　栋　王　荦

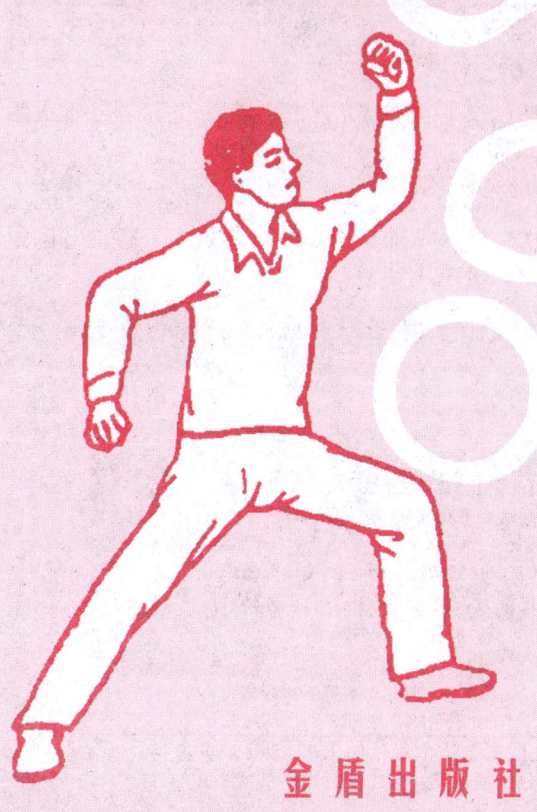

金盾出版社

内容提要

本书简要介绍了心脑血管疾病的基础知识。详细阐述了冠心病、高血压病、高脂血症、脑卒中的全面养护、药物治疗、防治等细节,包括疾病的定义、临床早期信号、检查方法及标准、中西药物的临床应用、运动锻炼、身心调整、调养护理、生活起居、饮食宜忌及自我防治方法等。本书实用、科学性强,适合广大心脑血管病患者及家人阅读。

图书在版编目(CIP)数据

心脑血管疾病防治养护细节/王强虎主编.—北京:金盾出版社,2011.2(2019.3重印)
ISBN 978-7-5082-6679-4

Ⅰ.①心… Ⅱ.①王… Ⅲ.①心脏血管疾病—防治②脑血管疾病—防治 Ⅳ.①R54②R743

中国版本图书馆 CIP 数据核字(2014)第 246406 号

金盾出版社出版、总发行
北京太平路 5 号(地铁万寿路站往南)
邮政编码:100036 电话:68214039 83219215
传真:68276683 网址:www.jdcbs.cn
北京万友印刷有限公司印刷、装订
各地新华书店经销
开本:850×1168 1/32 印张:8.5 字数:183千字
2019 年 3 月第 1 版第 4 次印刷
印数:15 001~18 000 册 定价:25.00 元
(凡购买金盾出版社的图书,如有缺页、
倒页、脱页者,本社发行部负责调换)

前言

心脑血管疾病是心脏血管疾病和脑血管疾病的统称。心脑血管疾病是一种严重威胁人类,特别是50岁以上中老年人健康的常见病,据世界卫生组织(WHO)统计,即使应用目前最先进、最完善的治疗手段,仍可有50%以上的脑血管意外幸存者生活不能完全自理,全世界每年死于心脑血管疾病的人数高达1500万人,居各种死因的首位。心脑血管疾病已成为人类死亡病因的头号杀手!

目前,我国心脑血管疾病患者已经超过2.7亿人!我国每年死于心脑血管疾病近300万人,占我国每年总死亡病因的51%。而幸存下来的患者,有75%的人不同程度丧失劳动能力,40%重残!我国脑卒中患者出院后第一年的复发率是30%,第五年的复发率高达59%。而二级预防做得较好的美国5年复发率仅为10%。由于我国医疗保险覆盖人群小,脑卒中患者的复发率与国际平均水平相比要高出1倍。所以,心脑血管疾病早期预防、早期发现及早期治疗极为重要。尤其是对中老年人来说,了解预防和治疗这类疾病的相关医学知识,才能使他们在与疾病斗争中取得主动。

现代医学之父希波克拉底有一句名言,"病人的本能就是病人的医生,而医生只是帮助本能的"。所以,要掌控自己的健康,控制自己所患的疾病,首先要做的就是要正确地运用科学的疾病防治知识，纠正自己不良的生活和工作习惯。而这种知识的普及是一个系统工程，它包括了疾病控制的各个方面，就如同生活中的一个链条，由每个细节组成。看起来很小的一个细节，往往会造成疾病的不可控制，造成不可估量的损害，也就是人们常说的"千里之堤，溃于蚁穴"。

本书正是为达到普及心脑血管疾病防治知识这一目标，从日常生活细节入手，从疾病控制的细节入手，从患者需要掌握最常用的疾病防治知识入手，向读者科学地说明与我们生活密切相关而又容易被忽略的心脑血管疾病防治问题的细节；给所有关心健康的病友们最科学、最细致的指导；从实际出发，给读者最通俗、最具体的提示。

本书以灵活多样的形式介绍了冠心病、高血压、高血脂、脑卒中4种常见的心脑血管疾病的防治养护细节，适合中老年朋友及心脑血管疾病患者阅读参考。书中分别介绍了不同心脑血管疾病的早期信号、早期预防、饮食防治、非药物防治和药物防治等知识。本书内容力求通俗易懂，具体实用。以供中老年人、心脑血管疾病患者及基层医务人员阅读。

王强虎

目 录

一、冠心病养护细节

(一)冠心病的定义及临床信号 …………………… (1)
1. 冠心病基本概念 ………………………………… (1)
2. 冠心病是能够治愈的 …………………………… (2)
3. 隐匿型冠心病 …………………………………… (3)
4. 心绞痛型冠心病 ………………………………… (3)
5. 心肌梗死型冠心病 ……………………………… (4)
6. 心律异常型冠心病 ……………………………… (4)
7. 猝死型冠心病 …………………………………… (5)
8. 冠心病发生与年龄和职业有关 ………………… (5)
9. 冠心病偏爱男性 ………………………………… (6)
10. 冠心病与肥胖有关 ……………………………… (6)
11. 有家族史的人要防患冠心病 …………………… (7)
12. 吸烟的人容易患冠心病 ………………………… (7)
13. 有4种疾病的人容易患冠心病 ………………… (8)
14. 冠心病与性格和精神因素有关 ………………… (9)
15. 胸部疼痛往往是冠心病的信号 ………………… (10)
16. 心悸胸闷有可能是冠心病的信号 ……………… (11)
17. 心搏缓慢者要防患冠心病 ……………………… (11)
18. 经常有下牙疼痛者要防患冠心病 ……………… (11)

19. 耳垂有皱褶者要防患冠心病 …………………… (12)
20. 眼球出现老年环者要防患冠心病 ……………… (13)
21. 眼皮有黄色瘤者易患冠心病 …………………… (14)
22. 腹部疼痛要想到是否是冠心病引起的 ………… (14)
23. 舌下小血管异常提示有可能患冠心病 ………… (15)

(二)冠心病的检查方法与防治 …………………… (16)
1. 冠心病经常采用的检查方法 …………………… (16)
2. 冠心病预防应从年轻时开始 …………………… (18)
3. 吃黄豆可以降低血浆胆固醇 …………………… (19)
4. 吃鱼能降低冠心病的发病率 …………………… (20)
5. 吃海藻类食物有益于防治冠心病 ……………… (20)
6. 吃燕麦能有效地促进心脏健康 ………………… (21)
7. 吃洋葱可预防冠心病 …………………………… (21)
8. 喝葡萄酒可预防冠心病 ………………………… (22)
9. 冠心病患者进餐忌过饱 ………………………… (22)
10. 冠心病患者忌喝白酒 ………………………… (23)
11. 冠心病患者宜食的药粥 ……………………… (23)
12. 冠心病患者宜喝的药茶 ……………………… (25)
13. 科学运动有益于冠心病的防治 ……………… (29)
14. 清晨是冠心病患者心绞痛的多发时段 ……… (30)
15. 适合于冠心病患者的运动项目 ……………… (30)
16. 局部运动易诱发冠心病 ……………………… (33)
17. 冠心病患者空腹晨练易猝死 ………………… (33)
18. 冬季晨练过早无益于冠心病 ………………… (34)
19. 剧烈运动无益于冠心病 ……………………… (35)
20. 冠心病患者忌肌肤受寒 ……………………… (35)

21. 冠心病患者应注意季节交替和气候变化 ………（36）
22. 大便秘结易致冠心病患者猝死 ……………（36）
23. 冠心病患者过度大笑可能猝死 ……………（37）
24. 气急暴怒易致冠心病患者猝死 ……………（37）
25. 冠心病患者外出旅游细节 …………………（38）
26. 冠心病患者应采用的治疗原则 ……………（39）
27. 冠心病患者急救点穴法 ……………………（39）
28. 冠心病患者猝死急救法 ……………………（42）
29. 冠心病患者拔牙应有保护 …………………（43）
30. 冠心病患者对中成药的选择应用 …………（44）
31. 冠心病患者服药时间细节 …………………（45）
32. 硝酸甘油使用注意事项 ……………………（46）
33. 硝苯地平（心痛定）使用注意事项 …………（47）
34. 亚硝酸异戊酯使用注意事项 ………………（47）
35. 冠心病患者急救含药细节 …………………（47）
36. 急性心肌梗死现场急救细节 ………………（49）

二、高血压病养护细节

（一）高血压病的基础知识 ……………………（50）
1. 人体血压的基本概念 ………………………（50）
2. 高压和低压的基本概念 ……………………（51）
3. 血压值的正常与异常 ………………………（52）
4. 血压值往往随昼夜起伏变化 ………………（53）
5. 高血压病 ……………………………………（53）
6. 高血压病病情轻重的判断 …………………（55）
7. 高血压与高血压病的区别 …………………（56）

8. 高血压病的病因 …………………………………… (57)
9. 高血压病的早期预警信号 ………………………… (61)
10. 高血压病需要关注的症状 ………………………… (63)
11. 高血压病可能惹起的祸端 ………………………… (64)

(二)高血压的检查 ……………………………………… (65)
1. 高血压病患者宜定期测血压 ……………………… (65)
2. 高血压病患者宜定期查眼底 ……………………… (66)
3. 高血压病患者宜定期查心脏 ……………………… (66)
4. 高血压病患者宜定期查尿常规 …………………… (67)
5. 高血压病患者自测血压好处多 …………………… (67)
6. 学习自我测量血压的程序 ………………………… (68)
7. 高血压病患者宜选择测血压时间 ………………… (70)
8. 高血压病患者不要用感觉估计血压 ……………… (71)
9. 去医院量血压要防"白大衣现象" ………………… (71)

(三)高血压的防治 ……………………………………… (72)
1. 高血压患者是否可以结婚 ………………………… (72)
2. 高血压病患者房事注意事项 ……………………… (73)
3. 每天梳头有利于血压稳定 ………………………… (74)
4. 高血压病居室要强调一通二温三静 ……………… (74)
5. 居室色彩影响人的血压高低 ……………………… (75)
6. 高血压病患者宜谨慎行冷水浴 …………………… (76)
7. 高血压病患者洗浴不当容易诱发猝死 …………… (77)
8. 高血压病患者睡眠的两点注意 …………………… (78)
9. 具有降血压作用的药枕方 ………………………… (79)
10. 高血压病患者排便时用力大可致猝死 …………… (81)
11. 长久站立容易使人血压升高 ……………………… (82)

12. 高血压病患者过度疲劳易中风 …………… (83)
13. 血压往往随着季节而变化 ………………… (83)
14. 高血压病患者应注意季节交替 …………… (84)
15. 气急暴怒可致高血压病患者突然死亡 …… (84)
16. 舒缓悠扬的音乐可使血压下降 …………… (85)
17. 观看刺激性强的比赛能升高血压 ………… (85)
18. 具有降低血压的二十四种食物 …………… (86)
19. 高血压病患者不宜食用的七种食物 ……… (98)
20. 饮食过饱和不吃早餐不利于血压稳定 …… (102)
21. 低盐饮食能降血压 ………………………… (103)
22. 药粥治病安全又方便 ……………………… (104)
23. 降低血压的十二道药茶 …………………… (109)
24. 降血压醋疗六道美味 ……………………… (112)
25. 降低血压的六道美味汤 …………………… (115)
26. 运动有利于防治高血压病 ………………… (117)
27. 忌运动的高血压病患者 …………………… (119)
28. 运动后不要立即坐地休息 ………………… (119)
29. 高血压病患者的治疗原则 ………………… (120)
30. 足部按摩能降血压 ………………………… (121)
31. 高血压病患者头部按摩降血压方法 ……… (122)
32. 高血压病患者服用降血压药十点要求 …… (123)
33. 高血压病使用三类药物的注意事项 ……… (127)
34. 短效降血压药与长效降血压药的优缺点 … (128)
35. 高血压病患者应合理选择复方降血压药物 … (129)
36. 防治高血压病的中成药 …………………… (130)

三、高脂血症养护细节

(一)高脂血症的基础知识 …………………………… (133)
　1. 血脂是由几种成分构成 ………………………… (133)
　2. 胆固醇异常影响健康 …………………………… (134)
　3. 高脂血症 ………………………………………… (135)
　4. 高脂血症的诊断标准 …………………………… (135)
　5. 高脂血症对健康的危害 ………………………… (136)
　6. 高脂血症的发病因素 …………………………… (138)
　7. 高脂血症容易发生的人群 ……………………… (143)
　8. 高脂血症的早期报警信号 ……………………… (143)
(二)高脂血症宜吃的食物 …………………………… (145)
　1. 常吃玉米有益于降血脂 ………………………… (145)
　2. 高脂血症患者宜常适量吃黄豆 ………………… (146)
　3. 吃绿豆有益于降血脂 …………………………… (147)
　4. 高脂血症患者宜常适量吃燕麦 ………………… (148)
　5. 高脂血症患者宜常适量吃鱼 …………………… (149)
　6. 高脂血症患者宜常适量吃黑木耳 ……………… (149)
　7. 高脂血症患者宜常适量吃海带 ………………… (150)
　8. 高脂血症患者宜常适量吃蘑菇 ………………… (151)
　9. 高脂血症患者宜常适量吃洋葱 ………………… (151)
　10. 高脂血症患者宜常适量吃芹菜 ………………… (152)
　11. 高脂血症患者宜常适量吃萝卜 ………………… (152)
　12. 高脂血症患者宜常适量吃黄瓜 ………………… (153)
　13. 高脂血症患者宜常适量吃西红柿 ……………… (153)
　14. 高脂血症患者宜常适量吃山楂 ………………… (154)

15. 高脂血症患者宜常适量吃红薯 …………… (154)

16. 高脂血症患者宜常适量喝绿茶 …………… (155)

17. 高脂血症患者宜食用的油类 ……………… (155)

(三)高脂血症患者忌吃的食物 ………………… (156)

1. 忌过量吃蛋黄 ……………………………… (156)

2. 不宜多吃瘦肉 ……………………………… (157)

3. 忌过量吃月饼 ……………………………… (157)

4. 忌过量喝鸡汤 ……………………………… (158)

5. 忌过量吃猪肝 ……………………………… (158)

6. 忌过量吃奶油 ……………………………… (159)

7. 忌过量吃黄油 ……………………………… (159)

8. 忌吃动物内脏 ……………………………… (160)

9. 忌过量喝咖啡 ……………………………… (160)

10. 忌过量饮酒 ………………………………… (161)

11. 忌过量吃巧克力 …………………………… (161)

12. 忌食用的油类 ……………………………… (162)

(四)高脂血症患者的饮食细节 ………………… (164)

1. 高脂血症患者饮食安排 …………………… (164)

2. 高脂血症患者药茶降脂 …………………… (166)

3. 高脂血症患者宜吃的降脂粥 ……………… (170)

4. 高脂血症患者宜喝的降脂汤 ……………… (175)

(五)运动有益于防治高脂血症 ………………… (177)

1. 步行运动 …………………………………… (177)

2. 慢跑运动 …………………………………… (177)

3. 太极拳运动 ………………………………… (178)

4. 甩手运动 …………………………………… (178)

5. 游泳运动 ……………………………………… (179)

　　6. 跳绳运动 ……………………………………… (180)

　　7. 爬楼梯运动 …………………………………… (180)

　　8. 爬山运动 ……………………………………… (181)

(六)看懂检验单及药物治疗细节 …………………… (182)

　　1. 血脂检验单中的英文符号 …………………… (182)

　　2. 血脂检验中主要数值的意义 ………………… (183)

　　3. 血脂检验应注意事项 ………………………… (184)

　　4. 高脂血症治疗宜用的药物 …………………… (184)

　　5. 高脂血症患者针灸治疗 ……………………… (187)

　　6. 高脂血症患者穴位按摩治疗 ………………… (191)

四、脑卒中养护细节

(一)脑卒中的基础知识 ……………………………… (194)

　　1. 脑卒中(中风) ………………………………… (194)

　　2. 脑卒中是祸害中老年人的主要杀手 ………… (195)

　　3. 缺血性脑血栓的形成 ………………………… (195)

　　4. 不同部位出血性脑卒中的临床表现 ………… (196)

　　5. "腔梗"是缺血性脑卒中的一种 ……………… (197)

　　6. 青少年同样可以患脑卒中 …………………… (197)

　　7. 脑卒中好转后有再复发的可能性 …………… (198)

　　8. 脑卒中的分期 ………………………………… (199)

　　9. 脑卒中不会遗传给子女 ……………………… (199)

　　10. 瘦人同样会患脑卒中 ………………………… (200)

　　11. 年龄性别与脑卒中的关系 …………………… (201)

(二)脑卒中的急救与诊断 …………………………… (201)

1. 脑卒中的急救措施 …………………………（201）
2. 搬运脑卒中患者的注意事项 ………………（202）
3. 出血性脑卒中的诊断依据 …………………（203）
4. 缺血性脑卒中的临床特点 …………………（204）
5. 患脑卒中后做 CT 也得选时机 ……………（205）
6. 患脑卒中后是做 CT 好还是做 MRI 好 ……（206）
7. 脑卒中患者做腰椎穿刺的意义 ……………（207）
8. 对脑卒中后病情轻重的判断 ………………（208）

(三)脑卒中的病因及有关因素 …………………（209）
1. 高血压是脑卒中的主因 ……………………（209）
2. 血压偏低或正常也会患脑卒中 ……………（209）
3. 用药不当可引起脑卒中 ……………………（210）
4. 不良情绪是脑卒中的导火线 ………………（211）
5. 肥胖和脑卒中关系紧密 ……………………（212）
6. 吸烟是脑卒中的危险因素 …………………（212）
7. 饮酒与脑卒中关系更紧密 …………………（213）
8. 疲劳过度和脑卒中 …………………………（213）
9. 性生活与脑卒中的关系 ……………………（214）
10. 糖尿病患者易发生脑卒中 …………………（215）
11. 脑卒中诱因——季节和时间 ………………（216）
12. 洗澡不当也容易诱发脑卒中 ………………（216）
13. 脑卒中患者活过百年不是梦 ………………（217）
14. 患了脑卒中不死必残已成为过去 …………（217）

(四)脑卒中的防治 ………………………………（218）
1. 脑卒中可手术治疗 …………………………（218）
2. 钻颅术——脑卒中治疗新方法 ……………（219）

9

3. 神奇的脑卒中颈动脉介入治疗法 …………………… (220)
4. 安宫牛黄丸脑卒中急救药 ………………………… (220)
5. 脑卒中与溶栓疗法 ………………………………… (221)
6. 脑卒中的中医主要治疗方法 ……………………… (222)
7. 脑卒中患者不怕风 ………………………………… (223)
8. 脑卒中与家庭护理 ………………………………… (223)
9. 脑卒中后压疮的预防 ……………………………… (224)
10. 脑卒中预测可做诊断参考 ………………………… (225)
11. "血流变"对预测脑卒中的准确性 ………………… (226)
12. 鲜为人知的脑卒中报警信号 ……………………… (226)
13. 降低血黏度可预防脑卒中 ………………………… (228)
14. 高血压鼻出血是脑卒中的先兆 …………………… (228)
15. 昼夜脉压差缩小脑卒中危险性增大 ……………… (229)
16. 预防脑卒中的最佳血压 …………………………… (229)
17. 脑卒中的综合预防法 ……………………………… (230)
18. 定期健康检查预防脑卒中 ………………………… (232)
19. 预防脑卒中复发的方法 …………………………… (232)
20. 抵御脑卒中靠运动 ………………………………… (233)
21. 中老年人常耸肩可防脑卒中 ……………………… (234)
22. 预防脑卒中的蔬菜 ………………………………… (235)
23. 定期输液能防脑卒中 ……………………………… (236)
24. 过量饮酒易患脑卒中 ……………………………… (236)
25. 最简单的梳头可预防脑卒中 ……………………… (237)
26. 寒冷季节预防脑卒中 ……………………………… (238)
27. 脑卒中后遗症的最佳康复期 ……………………… (239)
28. 脑卒中后遗症的中药康复治疗 …………………… (239)

29. 脑卒中后遗症的针灸康复 …………… (240)
30. 脑卒中后的康复原则 ………………… (240)
31. 脑卒中患者尽快康复的方案 ………… (241)
32. 脑卒中康复的关键在于锻炼 ………… (242)
33. 脑卒中后遗症肢体康复锻炼三步法 … (242)
34. 脑卒中康复训练的最佳时机 ………… (243)
35. 脑卒中患者的心理变化 ……………… (244)
36. 脑卒中患者心理康复措施 …………… (244)
37. 脑卒中后遗症患肢按摩法 …………… (245)
38. 主动被动运动与脑卒中后遗症 ……… (246)
39. 脑卒中后患者语言康复训练法 ……… (247)

(五)饮食预防脑卒中 ……………………… (247)
1. 吃鱼有助于预防脑卒中 ……………… (247)
2. 每天一个苹果可预防脑卒中 ………… (248)
3. 常吃香蕉可防脑卒中 ………………… (249)
4. 喝葡萄酒可降低脑卒中风险 ………… (250)
5. 适量饮酒可降低患脑卒中的危险 …… (251)
6. 控制食盐量预防脑卒中又一法 ……… (252)
7. 常饮绿茶能预防脑卒中 ……………… (253)
8. 饭后一杯茶有助于疏通血管 ………… (254)
9. 中老年人减肥防脑卒中 ……………… (254)
10. 坚持补钙预防脑卒中 ………………… (255)
11. 维生素C可预防脑卒中 ……………… (256)

一、冠心病养护细节

目前冠心病已是人类健康最为凶残的"杀手",已成为中老年人第一致死原因。在国内,据统计每100位40岁以上的中国人就有4～7人是冠心病患者,每年有250万患者死于冠心病,平均每天超过7 000人,且发病率随着老龄化的到来还在不断地增高。就全世界而言,半个世纪以来,冠心病也已成为威胁人类健康最严重的疾病之一。据世界卫生组织(WHO)公布的资料,全世界每年至少有1 700万患者死于冠心病;以美国为例,总死亡人数中,每年有24.7%死于冠心病,约50余万人;患心肌梗死的人数每年达100余万。

(一)冠心病的定义及临床信号

1. 冠心病基本概念

随着社会环境的变迁,冠心病已与许多人成了"朋友"。但是,要问冠心病究竟是怎么回事,许多人未必能说得清。实际上,冠心病是冠状动脉粥样硬化性心脏病的简称,冠状动脉是指供应心脏的动脉。这是一种由于冠状动脉固定性(动脉粥样硬化)或动力性(血管痉挛)狭窄或阻塞,发生冠状动脉循环障碍,引起心肌氧供需之间失衡而导致心肌缺血、缺氧或坏死的一种心脏病。因此,冠心病又称缺血性心脏病。而之所以将其称为粥样,是因为16世纪,一位古埃及医学专家,在自己的父亲病逝以后,大胆地做了一次尸体解剖研究,他发现在自己父亲的动脉血管壁上有一堆黄颜色的东西,像日常喝的麦片粥,他便给这些物质取名为"粥样"。

冠状动脉之所以能够发生狭窄或阻塞,主要是因为冠状动脉发生了粥样硬化所致。这种粥样硬化的斑块,积聚在冠状动脉内膜上,久而久之,越积越多,使冠状动脉管腔严重狭窄,甚至闭塞,如同自来水管或水壶嘴被长年堆积的水碱堵塞变窄一样,从而导致了心肌的血流量减少,供氧不足,使心脏的正常工作受到不同程度的影响,由此可产生一系列缺血性表现,如胸闷、憋气、心绞痛、心肌梗死,甚至猝死等。

2. 冠心病是能够治愈的

冠心病对人类的危害很大,但只要能够得到及时有效的治疗,完全可以控制,也有可能治愈。这是因为冠状动脉循环有很大的潜力,主要在于存在着侧支循环,侧支循环使心壁的血液供应获得改善。临床实践也证明,急性冠状动脉阻塞后,治疗方法正确,几天后心脏就可建立侧支循环。随着治疗方法的不断进步,如调脂药物的应用,进行冠状动脉架桥,溶栓和支架置入等,各种保健方法的综合运用,以及心脏侧支循环的更加丰富、更加良好,冠心病的病情将大大地改善。由此可见,尽管冠心病是一种严重威胁人们生命的疾病,但患了冠心病绝不可忧心忡忡,而应积极治疗,全面了解学习冠心病保健知识,充分发挥心脏本身的保护功能,使之达到恢复健康的目的。

3. 隐匿型冠心病

隐匿型冠心病又称无症状型冠心病,是指中年以上(男性 40 岁、女性 45 岁)的患者,休息时心电图上有明显缺血样改变,或运动试验呈阳性,又无其他明显临床症状者。另外,在心电图普查中发现一些患者,既无冠心病史,也无心肌梗死病史,而在心电图上表现为陈旧性心肌梗死,也应诊断为隐匿型冠心病。由于隐匿型冠心病平时没有症状,往往得不到应有的重视,所以在生活中可能会引起非常严重的后果,可以说隐匿型冠心病是极为隐蔽的杀手。

4. 心绞痛型冠心病

心绞痛是冠心病中较常见的症状,以发作性的胸骨后疼痛为特点。心绞痛又分为劳累型心绞痛和自发型心绞痛。

(1)劳累型心绞痛的特征是由运动或其他增加心肌需氧量所诱发的短暂胸痛,休息或舌下含化硝酸甘油后,疼痛常可迅速消失。

(2)自发型心绞痛的特征是胸痛发作与心肌需氧量的增加无明显关系;与劳累型心绞痛相比,这种疼痛一般持续时间较长,程度较重,且不易为硝酸甘油所缓解。生活中不同人的心绞痛发作表现不一,多数人形容其为"胸部压迫感"、"闷胀感""憋闷感",部分患者感觉向双侧肩部、背部、颈部、咽喉部放射。

5. 心肌梗死型冠心病

心肌梗死是冠状动脉供血中断之后引起的心肌坏死。大多数患者可有心前区疼痛,还可有其他症状;心电图有特殊改变,其他客观检查也有相应发现。1/3~2/3的急性心肌梗死病例有诱发因素可查。其中以体力活动及精神紧张、情绪激动最为多见。心肌梗死的主要特点可综合为:剧烈而频繁的心绞痛是心肌梗死的先兆;剧烈而持久的胸痛伴有晕厥和出汗是心肌梗死的典型发病表现;心肌梗死的并发症(休克、心力衰竭、心律失常)是导致心肌梗死患者死亡的主要原因。但并非所有的心肌梗死都如此"典型"。应警惕非典型心肌梗死,以免误诊而贻误抢救时机。另外,心肌梗死的预后与梗死范围的大小、侧支循环建立的情况,以及治疗是否及时、恰当有关。急性期的死亡率最高。恢复期患者亦可因心律失常而发生突然死亡。

6. 心律异常型冠心病

心律异常是这一类型冠心病主要或惟一的证候,但心律异常并非完全是由冠心病导致的,心律失常还常见于其他原因的心脏病患者,少数失常也可见于无器质性心脏病的正常人。其临床表现是一种突发的、规律或不规律的心悸、胸痛、眩晕、心前区不适感、憋闷、气急、手足发凉和晕厥等。心律异常以心电图改变为指标。有少部分心律失常患者可无症状,仅有心电图改变。生活中如果有心律异常的表现,则应引起高度警惕,须及时到医院心血管专科就诊,以免延误病情。

7. 猝死型冠心病

猝死是指自然发生、出乎意料的突然死亡。猝死型冠心病是冠心病的一种类型,在各种心脏病导致的猝死中,猝死型冠心病占大多数,极受医学界重视,因为目前国内外对猝死尚不能预测。也有人将猝死型冠心病称为原发性心脏停搏,因为世界卫生组织(WHO)临床命名标准化专题组的报告,特意略去猝死的定义,而将此型称为原发性心脏停搏,因为猝死是心脏停搏的结果。需要指出的是,因急性心肌梗死而在短时间内死亡者不属此型。

8. 冠心病发生与年龄和职业有关

(1)冠心病的发病率随年龄的增长而增高:发病年龄与冠心病的发病呈正比关系,年龄越大发病率越高,程度也随年龄的增长而加重。有资料表明,自40岁开始,每增加10岁,冠心病的发病率增加1倍。男性50岁、女性60岁以后,冠状动脉硬化发展比较迅速。同样,心肌梗死的发病率也随着年龄的增长而增长。所以,对于年龄偏大的中老年人应定期到医院做心脏检查,以防发生冠心病。但近年来在我国的冠心病病例中,45岁以下发生冠心病的也不乏其人,甚至20多岁的年轻患者也可见到。

(2)职业影响人的身体健康:经常有紧迫感的工作者较易患冠心病。也就是说,职业紧张与冠心病关系密切,并且随着职业紧张程度增加,冠心病发病率显著增加。这也表明职业紧张是引起高血压病、冠心病发病的一项重要危险因素。研究还表明,体力活动少,脑力活动紧张,尤其是知识分子发病人数明显高于其他人群。所以,脑力劳动者加强对冠心病的预防和检测很有必要。

9. 冠心病偏爱男性

冠心病对不同性别的人也有所侧重,男性冠心病发病率明显高于女性,男女比例为2∶1。女性冠心病发病平均比男性晚10~15年,但随着年龄的增长,女性冠心病的发病率增高,55~70岁将达到高峰。男女冠心病差距主要在50岁以前。女性绝经期后冠心病发病率也会相应增加,这是因为女性在绝经期后,体内雌激素减少,而雌激素能通过对血脂的影响而抑制动脉粥样硬化的过程。女性冠心病虽说发病较晚,但患者出现临床症状时,其预后方面的优势逐渐消失,临床也发现女性的急性心肌梗死病死率一般高于男性,长期存活率也比男性低。

10. 冠心病与肥胖有关

肥胖是人体内含有多余脂肪的一种病态表现。一般来说,超过标准体重的10%,称为超重,而超过20%,就属于肥胖了。成年人男性标准体重=身高(厘米)-105,女性标准体重=身高(厘米)-100。如男性身高为165厘米者,其计算方法为:标准体重=165-105。但此法对于身高超低者或超高者不准。

肥胖是引起冠心病的主要因素之一。体重超标准的肥胖者(超重10%者为轻度、20%者为中度、30%者为重度)易患本病。向心性肥胖即俗称的"大腹便便"者发生冠心病的危险性更大。由于肥胖,全身需氧量相对增多,促使心脏输出量增加,心脏负担加重;其次,肥胖者体力活动较少;另外,肥胖者体内合成的三酰甘油、胆固醇都比较高。

11. 有家族史的人要防患冠心病

有关资料统计和医学研究表明:父母中有1人患冠心病,其子女冠心病发病率为双亲正常者的2倍;若父母均有冠心病,则其子女发病率为对照组的4倍;若父母均早年患冠心病,其子女发病率较无冠心病双亲的子女高5倍。这说明冠心病有家族发病的倾向,与遗传因素有关。因为冠心病的病变基础是冠状动脉粥样硬化,而动脉粥样硬化与内分泌功能失调、饮食结构不当及家族遗传等因素关系密切。

12. 吸烟的人容易患冠心病

吸烟危害人类健康,这是因为烟草中含有多种有害物质,尤其是引起心血管疾病的物质。与冠心病发生有关的化学物质有10余种,其中主要是尼古丁和一氧化碳。这些物质对心血管系统有以下几方面的危害性:

(1)影响血脂代谢,使有益的高密度脂蛋白胆固醇(HDL-C)降低。

(2)对能维护动脉壁正常功能的内皮细胞有损害作用(完整的内皮细胞具有维护血管内壁的光洁度,防止动脉粥样斑块形成,调节血管舒缩等功能),使心率与心排血量增加,还可促使血管收缩而使血压升高。这些均使心脏负担增加,使血小板聚集率增加及循环中纤维蛋白酶原增加而提高血液黏滞性。以上种种改变均可促使或加速冠状动脉或脑动脉的粥样硬化形成。

(3)临床也发现吸烟者与不吸烟者比较,本病的发病率及病死率增高2～6倍,且与每日吸烟支数成正比。

(4)大量吸烟还可导致冠状动脉痉挛,促使或加重心肌缺血的发生。

(5)冠心病者如继续吸烟可使病情加速发展,易发生心肌梗死。

13. 有4种疾病的人容易患冠心病

(1)冠心病与糖尿病有关:糖尿病容易引起动脉粥样硬化已被公认,临床也发现糖尿病患者冠心病的发病率、心肌梗死的发病率及死亡率远较无糖尿病者高,且发病早。之所以如此,是因为糖尿病患者多伴有高脂血症,这会加速动脉粥样硬化,促使血栓形成和引起动脉堵塞。同时,最近研究表明胰岛素本身具有抗炎症的作用,故可降低动脉粥样硬化的危险性,但当出现被胰岛素所作用的组织效应降低而发生胰岛素抵抗时,其高胰岛素症则促进动脉粥样硬化。

(2)冠心病与血压有关:高血压是冠心病的重要易患因素,血压增高与冠心病密切相关。60%～70%冠状动脉粥样硬化的患者有高血压,且高血压患本病者较血压正常者高4倍。收缩压和舒张压增高同样危险。血压水平越高,动脉硬化程度越重,死于冠心病的危险性就越高。所以,生活中的高血压病患者往往也是冠心病患者。控制高血压可预防冠心病,减少冠心病发作,并可防止意外事件发生。

(3)冠心病与高血脂有关:高脂血症是指血中三酰甘油和胆固醇增高,它是动脉粥样硬化形成的主要因素,是诱发冠心病的重要危险因子。临床实践发现,血脂高者患冠心病的几率明显增加,脂肪摄食过多或代谢失常而致血脂异常,如总胆固醇、三酰甘油、低密度脂蛋白(LDL)或极低密度脂蛋白(VLDL)增高,高密度脂蛋白(HDL)减低,均易患本病。高胆固醇血症者较正常者患冠心病的危险性增加5倍。大多数高胆固醇血症是后天形成的,高脂肪及高胆固醇饮食是主要原因。

(4)冠心病与阳痿有关:经常有男性患者向医生诉说其患阳痿的痛苦。其实,现代医学研究还发现,阳痿可能是冠心病的表现和先兆。现有的研究已证实,冠心病、高血压病、高脂血症、糖尿病、精神抑郁症,尤其是冠心病与阳痿有很大的联系。阳痿可能是心脏病的早期信号之一。因为医生研究发现,冠心病患者中阳痿发生率比健康人高,其中完全阳痿发生率就达21%。国外有人调查了81例心肌梗死的男性患者,发现18例有阳痿,占22%,而明显性欲减退的有48人,占59.3%。

14. 冠心病与性格和精神因素有关

冠心病与人的性格特点相关。科学家通过研究把人的性格分成A、B两型。

(1)A型性格:A型性格的人性情急躁,进取心和竞争性强,工作专心而不注重休息,强制自己为成就而奋斗,紧迫感强,动作节奏快,锋芒毕露,容易激动,对挫折耐受性差。

(2) B型性格:B型性格的人则缺乏竞争,与A型正相反。医学工作者指出A型性格是冠心病的高发人群。A型性格又被称为冠心病易患性格,是比较独立的冠心病危险因素。

(3)冠心病与精神因素有关:人体是一个由神经内分泌系统联系起来的复杂而精密的网络体系,精神因素正是这个网络上的一个重要纽结。它通过神经内分泌系统作用于心血管。当人精神紧张或激动、发怒时,可使心搏加快,收缩力加强,心肌耗氧量增加。在反复长期的精神紧张因素的影响下,小动脉可持续收缩,造成动脉壁变性增厚,管腔狭窄,血压持久性升高。反复长期的精神紧张可造成高脂血症,同时改变血流动力学状态,使血黏稠度升高,从而促使冠心病的形成。

15. 胸部疼痛往往是冠心病的信号

胸部疼痛往往是冠心病的信号。如果您的家人及周围朋友出现以下情况时,请您提高警惕:突然出现胸骨后或左胸部疼痛;体力活动时心慌、气短;饱餐、寒冷时感到心悸或胸痛;容易出现疲劳并且胸闷。尤其是劳累或精神紧张时出现胸骨后或心前区闷痛,或紧缩样疼痛,并可向左肩、左上臂放射,持续3～5分钟,休息后自行缓解。如有以上症状出现,就须提高警惕,及时发现冠心病的发生。

16. 心悸胸闷有可能是冠心病的信号

中老年人没有原因的心悸、胸闷往往是冠心病的先兆。如有以下症状,须到医院进行检查:饱餐、寒冷或看惊险影片时出现心悸者;夜晚睡眠枕头低时,感到胸闷憋气,需要高枕卧位方感舒适者;熟睡或白天平卧时突然心悸、呼吸困难,须立即坐起或站立方能缓解者;性生活或用力排便时出现心慌、胸闷、气急;听到噪声便引起心慌、胸闷者;反复出现脉搏不齐、不明原因地心搏过速或过缓者。上述症状往往同时伴有胸痛。

17. 心搏缓慢者要防患冠心病

在我们周围还能经常看到一些冠心病患者心搏很慢,有时每分钟心搏50次以下,有的只有30~40次。这又是为什么?这有可能是由于冠心病患者的心脏长期缺血、缺氧,使心肌组织细胞发生了不同程度的变化,起搏、传导系统也受到损害所致。冠心病患者的心肌收缩力已经有所下降,如果心搏很慢就严重影响了心脏向机体供血,患者就会感到头晕、心悸、气短,有的还会出现晕厥。所以,如果有心搏缓慢的表现,则应去医院就诊,检查是否患了冠心病。

18. 经常有下牙疼痛者要防患冠心病

人常说:"牙痛不是病"。可能很多人会认为牙痛根本不算什么,所以也就不把它放在心上。但心血管病专家提醒您,有时牙痛会是冠心病的征兆,尤其运动、劳累、情绪波动后的下牙痛更应警惕。最为明显的例证就是有些人下牙痛而用镇痛药却无效,做全面检查后发现患有冠心病,服用治疗冠心病的药物后下牙痛消失。由此,专家们认为下牙痛和下颌痛往往是冠心病的奇特信号。所以临床医生强调,50岁左右的人,特别是男性,出现服用镇痛药不能缓解的下牙痛,口腔科检查又无牙病者,应考虑是否患有冠心病,并及时到医院做检查,以便确诊。

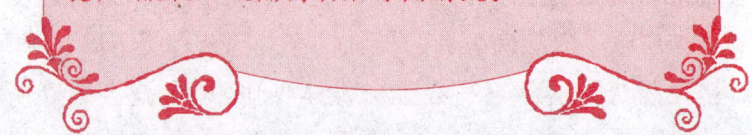

小贴士

冠心病引起牙痛的特点:运动、劳累、情绪波动后易牙痛;疼痛发生比较突然,常伴有胸闷不适、大汗淋漓等表现;牙痛程度较剧烈,但既往无类似病史,检查时无明显牙病,牙痛无确切部位,常感觉几个牙或一排牙都在痛,而牙病引起牙痛的部位比较明显,疼痛一般在3~5分钟内消失;牙痛经牙科处理或服用镇痛药无效;心电图检查有心肌缺血表现,口服抗心绞痛药物后牙痛消失。

19. 耳垂有皱褶者要防患冠心病

耳垂皱褶纹是指两侧耳垂有深而斜行向下连贯的皱褶(图1-1),大多起于耳屏切迹,斜向后至耳垂外下缘,多呈线形、弧形(较短或不连贯者不在内)。近年来国内外学者发现,罹患冠心病的人,耳垂上几乎都有一条皱褶。之所以如此,是因为动脉粥样病变会累及全身小动脉,引起微循环障碍,耳垂作为末端部位,是一种既无软骨又无韧带的纤维蜂窝状组织,易受缺血缺氧的影响,产生局部收缩,导致皱褶出现。所以,耳垂皱褶纹也可作为诊断早期冠心病的征象之一。并且,由于耳垂皱褶纹易于发现,故在临床诊断中有一定的实用价值。中老年人平时不妨常用镜子照照自己的耳垂,若发现有皱褶纹,应警惕冠心病的可能。但需要说明的是:有耳垂皱褶的人并非一定是冠心病患者,仅可作为诊断的参考。

图1-1　耳皱褶

20. 眼球出现老年环者要防患冠心病

有的医生在临床中发现,一些老年人的眼球角膜(俗称"黑眼珠")靠近巩膜("白眼珠")的边缘部分往往有一圈灰白色或白色的浑浊环,宽1～2毫米,将其称之为角膜老年环,简称老年环(图1-2)。近年来的医学研究发现,老年环可以作为冠心病的早期信号,可作为临

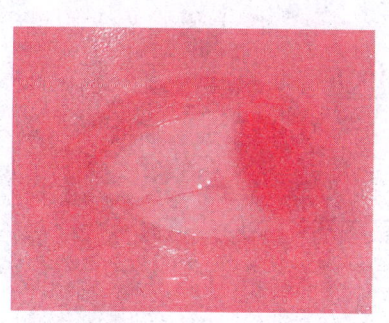

图1-2　白色浑浊环

床诊断动脉硬化的体征之一。因为临床发现,出现老年环的中老年人几乎都有不同程度的动脉硬化症,而患有动脉硬化症的老年人绝大多数出现老年环,这些人也往往是冠心病患者的"后备军"。

21. 眼皮有黄色瘤者易患冠心病

不少中老年人,眼皮上有时会长出1~2个米粒大小、圆形或椭圆形、扁平隆起、质软的淡黄色疣状物,这在医学上称为黄色瘤。这往往是由于血液中胆固醇长期蓄积,使过剩的胆固醇在眼皮上发生沉积的结果。因此,眼皮上出现黄色瘤是血中胆固醇过多的一种信号。血中胆固醇过多不但会沉积在皮肤上,更重要的是会沉积到机体内的动脉血管内膜上,造成动脉粥样硬化,而此类人群是冠心病的多发人群。

22. 腹部疼痛要想到是否是冠心病引起的

腹部疼痛有时也是冠心病的临床信号之一。如有一位65岁患者,一时高兴多喝了一点酒。晚上便觉得上腹部开始疼痛,下半夜腹痛加剧,且伴有胸部发闷的感觉,家人将其送往医院。初时,在附近的一家区医院,医生按消化道疾病治疗,给予了一些胃肠用药。可是,服药后其病情却不见好转,最后家人将其送到市医院诊治,才知是心肌梗死。事实上,这种情况并不少见,所以当中老年患者表现为上腹胀痛不适等症状,一定要排除冠心病的可能。临床上冠心病易被误诊为急性胃肠炎、急性胆囊炎、胰腺炎等。

23. 舌下小血管异常提示有可能患冠心病

舌诊是几千年来中医主要诊断方法之一。临床经验提示,观测舌下的小血管变化是了解心脏冠状动脉循环状态的一种简便方法。中老年人如果血液黏稠度过高,有的就有可能在舌下小血管中表现出来。那么,如何观察舌下小血管的变化呢?方法是:把舌卷起,可见到舌下中央有一纵行的皱襞呈八字样排列,小皱襞的边缘不齐,有许多锯齿状突起,称为伞襞。伞襞和舌系带之间的黏膜深处,可见有浅蓝色的舌静脉,黏膜下则为分散的小血管,这些小血管就是主要的观察对象。若将舌下分为内、中、外3个侧带:以舌系带至伞襞为内侧带;伞襞与舌边缘之间的部分一分为二,近中间的区域为中侧带;靠近舌边的区域为外侧带。正常黏膜下小血管没有扭曲和扩张,更没有出血瘀点,而是呈由近到远、由大到小的血管网,主要分布在内侧带,黏膜表面光滑、细腻、色泽红润。如果舌下血管扭曲、扩张或有出血瘀点或瘀斑,即表示有淤滞现象。舌下血管曲张分布的部分限于中侧带以内,且没有瘀点(斑)者为轻度,如果外侧带血管也呈曲张且有明显出血瘀点则为重度。对于舌下有淤滞现象的中老年人,要加强对冠心病的预防,在某种意义上它也是冠心病的早期信号。

(二)冠心病的检查方法与防治

1. 冠心病经常采用的检查方法

诊断冠心病的主要依据为反映急性或慢性心肌缺血的各种临床症状或实验室检查所见,而与动脉粥样硬化发病有关的年龄、高血压、血脂增高等因素作为辅助依据。心电图仍为临床检查心肌缺血的主要方法。其他检查冠心病的方法还有超声心动图、心功能图、动态心电图、核素心肌显像等。由于冠状动脉造影术属创伤性检查,且带有一定危险性,尽管它是一种很有价值的诊断手段,目前尚不能作为一般冠心病的早期临床诊断方法而广泛应用。

(1)定期心电图检查:定期心电图检查是发现冠心病的好方法之一。如果要早期发现冠心病,除了通过症状提醒自己去医院检查以外,最好的办法就是定期检查身体,做心电图,每年至少4～6次,尤其是有以下情况的人宜常检查:有冠心病家族史者;每天食盐量超过10克以上者;超过标准体重20%者;有吸烟史,每天吸20支以上,超过1年者;经常饮高度白酒,每天100克以上者;经常接触噪声、镉等有害因素者;连续口服避孕药物1年以上者;高血脂、高胆固醇患者;特别是有高血压家族遗传史者。

心电图使用方便,易于普及,当患者病情变化时便可及时捕捉其变化情况,并能连续动态观察和进行各种负荷试验,以提高其诊断敏感性。无论是心肌缺血或心肌梗死,一般会有典型的心电图变化。若需要进一步检查,医生会安排做一项运动试验以测出在踩固定脚踏车或踩运动平板机时的心电活动情况。

(2)冠状动脉造影:冠状动脉造影是目前诊断冠心病的"金标准",诊断冠心病的准确率极高,可达95%～98%。可以明确冠状动脉有无狭窄,狭窄的部位、程度、范围等,并可据此指导进一步治疗所应采取的措施。一些诊断不明确的所谓"冠心病"者,最终都须由冠状动脉造影来肯定或否定诊断。但冠状动脉造影也有一定的局限性,它不能显示冠状动脉直径在0.6毫米以下的小冠状动脉病变,少数小冠状动脉病变所致的微血管病变性心绞痛患者,尽管有典型劳力性心绞痛症状,但冠状动脉造影可以"正常"。

(3)核素心肌显像:核素心肌显像可显示心脏缺血区,明确缺血的部位和范围。结合运动试验再显像,则可提高检出率。可能有人会问核素心肌显像相对于其他检查到底好在哪儿?研究证明,核素心肌显像在冠心病预后判断及危险度分层方面的价值明显优于心电图运动试验,也优于冠状动脉造影。而对冠心病进行准确的预后判断及危险度分层是现代冠心病诊断与处理的关键。根据核素心肌显像可将疑似或确诊的冠心病患者准确地区分为低危、中危和高危患者。可以说核素心肌显像是冠心病现有诊断"金标准"的得力助手。

(4)心脏超声检查:心脏超声可对心脏形态、房室壁运动、血流动力学,以及左心房室功能进行检查,是目前最常用的检查手段之一。血管内超声可明确冠状动脉内的管壁形态及狭窄程度,是一项很有前景的新技术。心脏超声的原理主要是利用雷达扫描技术和声波反射的性能,在荧光屏上显示超声波通过心脏各层结构时的反射,借以实时、直观地观察心脏与大血管的结构形态与搏动情况,了解房室大小,房室壁厚度,心脏收缩、舒张情况,瓣膜关闭、开放的活动情况。心脏超声对某些心脏病,如各种先天性心脏病、风湿性心脏病、心肌病等有较高的诊断准确性。

(5)心肌酶学检查:心肌酶学检查是急性心肌梗死的诊断和鉴别诊断的重要手段之一。医生在临床上常根据血清酶浓度的序列变化和特异性同工酶的升高等肯定性酶学改变,便可明确诊断为急性心肌梗死。

如上所述,由于每种检查的意义不同,所以不能说用这种检查能代替那种检查,亦不能说做了某种检查就无须做另一种检查。各种检查方法各有其独特之处,都不能互相替代,而只能互相补充。

2. 冠心病预防应从年轻时开始

有不少人认为冠心病是老年病,等到 40 多岁再预防也不晚,其实不然。冠状动脉粥样硬化的病理变化过程是一个相当长的过程。其病变发生可从幼年开始,最早者见于新生儿。研究资料表明:10～20 岁年龄人其发生率可达 13.3%。如美国曾对平均年龄 22 岁的 300 名士兵的尸体进行尸检,发现这些死亡的青年中,肉眼可看到冠状动脉病变者达77%。日本一组尸体解剖资料表明,10～30 岁的少年和青年 893 人中,冠状动脉粥样硬化的发生率明显增高,老年期更是如此。因此,医学专家提醒:所有人都会产生某种程度的动脉粥样硬化,只不过是有人还没有发展到足以表现出临床症状而已。也就是说,动脉粥样硬化症状是逐步表现出来的,对于有的人来说从青少年时代就已开始,因而对冠心病的预防,应从青少年时期就加以重视,如此才能减少冠心病发病率。

3. 吃黄豆可以降低血浆胆固醇

现代医学发现许多食物具有降低血浆胆固醇的作用,黄豆就是其中之一。为什么黄豆可降低血浆胆固醇呢？这是因为黄豆中的植物固醇,人体不仅不能吸收它,而且还能抑制胆固醇的吸收。其原理可能是,植物固醇的分子结构与胆固醇的极其相似,可作为竞争性抑制剂,抑制肠腔中的胆固醇水解,从而减少了对胆固醇的吸收。因此,营养学家主张冠心病患者常食用黄豆,应用其中的植物固醇来降低血浆胆固醇的浓度。也有人做过这样的实验,饮食中用黄豆制品代替肉类与乳制品,3周后,血液中总胆固醇下降,高密度脂蛋白胆固醇升高,同时三酰甘油也相应下降,使动脉血管与心脏得到有效保护。另外,黄豆还具有强大的抗氧化作用,保护细胞免受自由基的损害,从而达到预防和治疗冠心病的目的。由此可见,经检查有冠心病或血脂高的人,可通过经常吃黄豆及一些豆腐、豆芽菜,以及各种豆类食物,把它作为一种治疗手段来降低血胆固醇。对于没有冠心病或血脂不高的人,同样可常吃些黄豆及豆类食品。这样,可以起到预防高脂血症的作用,对预防动脉粥样硬化和冠心病大有好处。

4. 吃鱼能降低冠心病的发病率

科学家们研究发现,鱼的脂肪中含有多种不饱和脂肪酸,它能够影响人体脂质代谢,降低血清胆固醇和血清三酰甘油,以及低密度脂蛋白和极低密度脂蛋白,从而保护心血管,预防冠心病。事实是不是这样呢？据报道,欧美人冠心病发病率高,而日本人冠心病的发病率较低,我国的舟山渔民和北极的爱斯基摩人几乎不患冠心病,而这些据说都与吃鱼有关。鱼类的摄入可能是降低冠心病发病率的重要原因。国外许多研究也都证实鱼类在防治冠心病中的作用。由此可见,冠心病患者多吃鱼有益于身心健康。生活中如能定时进食一定量鱼类食物,可以说是预防和治疗冠心病的一条好途径。

5. 吃海藻类食物有益于防治冠心病

海洋藻类植物如紫菜、龙须菜等,含有丰富的优质蛋白、氨基酸、维生素和人体必需的磷、镁、钠、钾、钙、碘、铁、硅、锰、锌等无机盐,其中有些成分是陆生蔬菜所没有的。近几年,世界上许多国家都开展对海藻的食用研究,发现经常吃海藻类食物可使体液保持弱碱性,对健康有利,并对高血压病、冠心病等多种疾病有辅助治疗作用。近年来,海洋植物药学有了很大的发展,许多海藻类的提取物,在冠心病的防治方面已显露出它们的作用。大量的实验和临床研究同时证明,海藻提取物能有效地降低血脂和血液黏稠度,改善血液流变学指标,提高血中高密度脂蛋白水平,从多方面起着预防冠心病及心肌梗死的作用。目前,这些海藻提取物在临床上广泛应用于冠心病、心肌梗死的防治,收到了良好的效果。由此可见,常吃海藻类食物是防治冠心病颇为有效的一种方法。

6. 吃燕麦能有效地促进心脏健康

营养专家指出,燕麦片不但能让人们在早餐时果腹,还可有效地促进心脏健康,减少患冠心病的几率。在人们与冠心病斗争的时候,燕麦片是很便宜且随手可得的"武器"。这是因为绿色植物——燕麦含有丰富的蛋白质、维生素,且富含亚油酸、燕麦胶和可溶性纤维,常食可降低血液中的胆固醇。国外学者研究发现,一杯半煮熟的燕麦片就能提供人体每天所需的水溶性纤维,促进胃肠的消化功能,从而增强抗御冠心病的"战斗力"。如果30天内每天都吃一碗麦片,98%的人体内胆固醇含量下降,原本胆固醇含量越高的人,下降的幅度越大。

7. 吃洋葱可预防冠心病

洋葱是日常生活中的一种主要蔬菜,但对于冠心病患者来说,洋葱真可谓是预防治疗冠心病之神。洋葱含有刺激溶纤维蛋白活性成分,多吃洋葱可减少血液中胆固醇的含量,能有效地调节血压,舒张血管,减少血管阻塞;能够对抗体内儿茶酚胺等升压物质及促进钠盐排泄等作用,起到维护心血管健康的目的。洋葱不论生、熟、煎、煮,都有同样的抗动脉粥样硬化的作用。试验证明,冠心病患者每日食用100克洋葱,降血脂作用较好。民间有食用油煎洋葱能抑制高脂肪饮食引起的血浆胆固醇升高,预防冠心病的说法。

8. 喝葡萄酒可预防冠心病

"葡萄美酒夜光杯,欲饮琵琶马上催。醉卧沙场君莫笑,古来征战几人回。"一念到这脍炙人口的诗句,不由得就会回味起葡萄酒的美味和香甜。葡萄酒用葡萄酿造,含酒精、糖分,50%为葡萄汁,并含有甲酸、乙酸、苹果酸、琥珀酸、甘油、转化糖、葡萄糖、糖精、树胶等物质,色泽美,味道浓,富有营养,是世界各国在宴席上常用的珍饮。研究人员发现,适量喝葡萄酒能防止冠心病的发展。这是因为葡萄酒中的多酚能抑制血管中的生长因子,从而防止血管细胞增生,避免动脉硬化。葡萄酒中含有的维生素E、胡萝卜素类抗氧化剂,能清除导致血管老化和器官癌变的超氧化物。不过医生也警告嗜好葡萄酒的人,尽管葡萄酒能保护心脏,但过量饮用会带来严重的不良反应。饮用混入大蒜汁的红酒可预防冠心病,这是国外医学家最近找到的一种颇有效预防冠心病的方法。研究表明,红酒和大蒜都有降低胆固醇的功效,两者混合后不仅对降低胆固醇有双倍效用,而且所含的黄酮能迅速清除附着在动脉壁上的脂质,从而预防冠心病发生。

9. 冠心病患者进餐忌过饱

冠心病患者不宜进餐过饱,尤其是饭后容易发生心绞痛的人,更应引起警惕。因为吃过多的食物,特别是高蛋白、高脂肪食品,较难消化,会使腹部胀满不适,膈肌位置升高,增加迷走神经兴奋性,从而影响心脏的正常收缩和舒张。又由于消化食物的需要,饭后全身血液较多地集中在胃肠道,使冠状动脉供血更显不足,进一步加重心肌缺血、缺氧,容易诱发心绞痛、心律失常,甚至发生急性心肌梗死而危及生命。晚餐过饱危险性更大,因为入睡后血液的流速较缓慢,如果晚餐进食脂肪较多,吃得过饱,血脂就会大大升高,增加血液黏稠度,从而较多地沉积在血管壁上,影响血管弹性。因此,专家们建议,冠心病患者应采取少食多餐的方法,每日吃4~5餐,每餐以八分饱为宜。

10. 冠心病患者忌喝白酒

现代临床和实验研究证实,大量饮酒可增加心脏和肝脏的负担,大量酒精能直接损害心肌和血管内壁,造成心肌能量代谢障碍,抑制脂蛋白脂肪酶,促使肝脏合成前低密度脂蛋白,血中低密度脂蛋白(即 LDL,主要含胆固醇)消失减慢,三酰甘油水平增加,促进动脉粥样硬化的形成。另外,因为酒精可使表皮血管扩张,心搏加快,血压波动,心肌供血减少,耗氧量增加导致心肌缺血、缺氧而使病情加重。因此,冠心病患者应绝对禁止过量饮酒。

11. 冠心病患者宜食的药粥

我国古代医学文献中有很多有关药粥治疗冠心病的记

载。中医学认为,药物的作用是治疗预防疾病、强身、延年益寿,药粥就具备了食物及药物的功能。因为药粥形如食品,性同药品,药粥食品是药物以食物为载体,通过类似食物的烹调方法加工制作,使药物及食物共同发挥一定效用的一种物品。它既不同于一般的食品,也不同于一般药品,它和食物一样具有色、香、味等感官性状,又应具有药物服用安全、无毒、有效的要求。两者结合,相互协同,能达到药借食力,食助药功的目的。

薤白粥

【配　方】　薤白10～15克(鲜者30～60克),葱白2茎,白面粉100～150克或粳米50～100克。

【制　法】　将薤白洗净,切碎,与白面粉用冷水和匀后,调入沸水中煮熟即可;或改用粳米一同煮为稀粥。

【用　法】　每日均分为2～3次温热服,3～5日为1个疗程。

【功　效】　降血脂,促消化,散瘀血。适用于高血压病、高脂血症、冠心病。

山楂粥

【配　方】　山楂50克,粳米100克,白糖适量。

【制　法】　先将山楂煎取浓汁、去渣,再加入粳米及适量开水熬粥,然后加砂糖调味即可。

【用　法】　当点心服用,但不宜空腹服用。

【功　效】　降血压,降血脂,促消化,散瘀血。适用于高血压病、高脂血症、冠心病、食积停滞者。

桃仁粥

【配　方】　桃仁9克，粳米100克。

【制　法】　先将桃仁捣碎，加水研汁，去渣，再加粳米熬为稀粥。

【用　法】　每日1次，温服，7日为1个疗程。

【功　效】　活血通经，散瘀止痛。适用于高血压病及冠心病患者，怀孕妇女及腹泻者不宜服用。

大蒜粥

【配　方】　紫皮蒜30克，粳米100克。

【制　法】　置沸水中煮1分钟后捞出蒜瓣，再将粳米煮粥，待粥煮好后，将蒜再放入粥中略煮。

【用　法】　可早晚食用。

【功　效】　降血脂。适用于冠心病并有高脂血症、高血压病者食用。

12. 冠心病患者宜喝的药茶

药茶是指应用某些中药或具有药性的食物，经加工制成茶剂，以及饮、汤、浆、汁、水等饮料，用于防治疾病的一种方法。在我国古代医学文献中有许多药茶治疗冠心病的记载，如《兵部手集方》说："久年心痛，十年五年者，煎湖茶，以头醋和匀，服之良。"可以说药茶疗法经过几千年的不断发展，目前已逐步总结出许多对冠心病行之有效的茶疗处方,临床使用多有效验。冠心病患者不妨一试。

罗布麻叶冰糖茶

【配　方】罗布麻叶6克,山楂15克,五味子5克,冰糖适量。

【制　法】将上4味研为粗末。

【用　法】用开水冲泡,不拘量,代茶饮。

【功　效】主治冠心病、高血压病、高脂血症。

茶树根茶

【配　方】10年以上老茶树根30~60克。

【制　法】将老茶树根洗净,沥水,晾干或烘干,研为粗末。

【用　法】浓煎取汁饮服。

【功　效】辅助治疗多种心脏病。一般服用3~7日后心悸、气短及睡眠不佳等即逐步改善,尿量增多,3~5日后水肿开始逐渐消退,血压恢复正常,而胸透复查,心脏阴影较前有明显缩小或改善。

醋　茶

【配　方】茶叶、米醋各适量。

【制　法】将茶叶研成细末。

【用　法】用米醋调服。

【功　效】清心、解郁、止痛。主治心痛之症,由气郁所致者尤宜。

湖 茶

【配　方】　龙井茶或紫笋茶6克。
【制　法】　煎汤,不宜久煎,少沸即止为好。
【用　法】　取汁对醋分服。
【功　效】　下气去积,散瘀止痛。主治冠心病。

银杏叶茶

【配　方】　银杏叶10克。
【制　法】　置泡茶器具中,用沸水闷泡20分钟。
【用　法】　代茶饮服。
【功　效】　降脂活血。主治冠心病。

三根茶

【配　方】　老茶树根30克,余甘根30克,茜草根15克。
【制　法】　水煎服。
【用　法】　每周服6日,连服4周为1个疗程。
【功　效】　化痰利湿,活血祛瘀,行气止痛。主治冠心病、心绞痛、冠心病合并高血压等。

丹参茶

【配　方】　丹参3克,绿茶3克。
【制　法】　将丹参制成粗末,与茶叶以沸水冲泡10

分钟。

【用　法】　不拘时饮服。

【功　效】　活血化瘀,止痛除烦。可防治冠心病、心绞痛等。

活血茶

【配　方】　红花5克,檀香5克,绿茶1克,赤砂糖25克。

【制　法】　上4味一同入沙锅,加适量清水,文火煎沸10分钟即成。

【用　法】　不拘时饮服。

【功　效】　活血化瘀。能降血压、降血脂及扩张血管等。主治冠心病、高血压病及防治脑血栓等。

山楂益母茶

【配　方】　山楂30克,益母草10克,茶叶5克。

【制　法】　上3味洗净,沥水,山楂切片。

【用　法】　用沸水冲沏后饮用。

【功　效】　清热化痰,活血降脂,通脉。主治冠心病、高脂血症。

菊花山楂茶

【配　方】　菊花10克,山楂10克,茶叶10克。

【制　法】　山楂洗净,切片;菊花、茶叶洗净,沥水。

【用　法】　用沸水冲饮。

【功　效】　清热宁心，消食健胃，降脂。主治高血压病、冠心病及高脂血症。

灵芝冰糖饮

【配　方】　灵芝 150 克，冰糖 100 克。

【制　法】　将灵芝、冰糖加水 500 毫升，煎煮取汁 300 毫升。

【用　法】　每次服 100 毫升，日服 3 次。

【功　效】　可用于冠心病调养。

丹参冰糖饮

【配　方】　丹参 30 克，冰糖适量。

【制　法】　丹参入沙锅，加水 300 毫升，煎煮 30 分钟，去渣，加入冰糖。

【用　法】　睡前 30 分钟服。

【功　效】　可用于冠心病调养。

13. 科学运动有益于冠心病的防治

运动有助于预防冠心病。特别是对于中老年人来说，运动可促使冠状动脉保持良好的血液循环，有足够的血液供给心脏，从而对预防冠心病起着良好的作用。运动能加速全身血液循环，调整全身血液分布，消除淤血现象，从而可预防静脉内血栓形成。运动能促进新陈代谢，控制体重，引起体内糖类大量分解，减少脂肪存积。这对预防冠心病、糖尿病有积极作用。适当的运动,还能增进食欲,使消化吸收功能较差、体重不足的虚弱者改善体质。

14. 清晨是冠心病患者心绞痛的多发时段

清晨是冠心病患者心绞痛、心肌梗死的多发时段,而最危险的时刻是刚醒来的一刹那。因此,冠心病患者早晨醒来的第一件事不是仓促穿衣,而是仰卧5～10分钟,先进行心前区和头部按摩,做深呼吸,打哈欠,伸懒腰,活动四肢,然后慢慢坐起,再缓缓下床,慢慢穿衣。起床后及时喝一杯温开水,以稀释因夜间失水而变稠的血液,使血液循环流畅,预防心脏病猝死。

冠心病患者运动不仅是身体的运动,也是意志和毅力的运动。如果因为工作忙,难以按原计划坚持,每天挤出几分钟进行短时间的运动也可以。若因病或因其他原因不能到野外或操场运动,在院内、室内、楼道内做原地跑、原地跳、广播操、太极拳也可以。

15. 适合于冠心病患者的运动项目

有氧运动是指运动时体内代谢以有氧代谢为主的耐力性运动,可提高机体的摄氧量,增进心肺功能,是达到健康的最佳方式。有氧运动包括步行(散步、快走)、慢跑、打球、游泳、爬山、骑自行车、健身操、太极拳等。其特点是强度低,有节奏,不中断和持续时间长。同举重、赛跑、跳高、跳远、投掷等具有爆发性的非有氧运动相比较,有氧运动是一种恒常运动,是持续5分钟以上还有余力的运动。

(1)快走运动:世界卫生组织(WHO)提出:对于老年人,最好的运动是步行。这不仅因为人是直立行走的,人类的生理与解剖结构最适合步行,而且是老年人能胜任的。最新科学研究表明,适当有效的步行可以明显降低血脂,预防动脉粥样硬化,防止冠心病。步行是健身抗衰老的法宝,是惟一能坚持一生的有效运动方法,是一种最安全、最柔和的运动方式。步行运动有利于精神放松,减少焦虑和压抑的情绪,提高身体免疫力;步行运动能使人心血管系统保持良好的功能,有益于预防或减轻肥胖;步行促进新陈代谢,增加食欲,有利睡眠;步行运动还有利于防治关节炎。所以,大多数冠心病健身者都格外重视步行疗法。

冠心病患者一般可以采用自由步行的方法。自由步行速度每分钟80~100米,距离逐渐增至2~3千米。运动时间共12~30分钟。医疗步行,先以16分钟时间步行1 000米路,然后再缓行休息5分钟,中间穿插急行。患有疾病的人采用步行疗法时,只要逐渐延长路线,逐渐加快速度,逐渐减少中途休息的次数和时间,就可以增强体力负荷能力。经过一段时期的运动后便能自在地用1.5~2小时走4~8千米。为了避免体力负荷过重,可以将每天一次步行的距离分为两次完成。

(2)慢跑运动:慢跑是一项方便灵活的运动方法,已日益成为人们健身防病的手段之一。慢跑能促进代谢,控制体重,而控制体重是冠心病患者保持健康的一条重要原则。因为慢跑能促进新陈代谢,消耗大量血糖,减少脂肪存积,故坚持慢跑是防治肥胖,进而减轻冠心病症状的一种有效"药方"。慢跑还能改善脂质代谢,预防动脉硬化。血清胆固醇脂质过高者,经慢跑运动后,血脂可下降,从而有助于防治血管硬化和冠心病。

冠心病患者慢跑应该严格掌握运动量。决定运动量的因素有距离、速度、间歇时间、每天练习次数、每周练习天数等。体弱者开始慢跑时可以从50米开始,逐渐增至100米、150米、200米。速度一般为100米/60秒～100米/40秒。短距离慢跑可每天1次或隔天1次;年龄稍大的可每隔2～3天跑1次,每次20～30分钟。跑的脚步最好能配合自己的呼吸,可向前跑两三步吸气,再跑两三步后呼气。慢跑时,两臂以前后并稍向外摆动比较舒适,上半身稍向前倾,尽量放松全身肌肉,一般以脚尖先着地为好。

(3)太极拳:太极拳是一种具有民族特点的保健拳法,主要用于强身健体。太极拳运动的特点是举动轻灵,动作和缓,呼吸自然,用意不用力;是静中之动,虽动犹静,静所以养脑力,动所以活气血,内外兼顾,心身交修。也就是使意识、呼吸、动作三者密切结合,从而达到调整人体阴阳,疏通经络,和畅气血的目的,使人的生命得以旺盛,使弱者强,病者康,起到增强体质、祛病延年的作用。

医学研究表明,太极拳和一般的健身体操不同,不但活动全身各个肌肉群、关节,还要配合均匀的深呼吸与横膈运动,更重要的是需要精神专注、心静、用意,这样就对中枢神经系统起了良好的影响,从而给其他系统与器官的活动和改善打下了良好的基础。研究证明,太极拳对冠心病有防治和康复作用。冠心病患者通过打拳,可改善血液循环,扩张冠状动脉,增加心肌血流量,对心血管病有良好的治疗和保健作用,是适合冠心病患者锻炼的一种很好的运动项目。

16. 局部运动易诱发冠心病

适当的活动包括合适的运动量和运动方式。临床医生发现,一些冠心病患者在做全身性运动时冠心病不易发作,而在做局部性肌肉活动时,尽管运动量并不比全身性活动大,反而容易诱发冠心病。进一步的研究表明,这与机体的供血方式及由此而引起的血压变化有关。机体的血液供应有一个"多劳多得"的原则。某部肌肉活动量越大,该部肌肉血管扩张的程度也越大,获得的血液越多。体内流动的血量是一定的,为了供应活动肌肉增大的需血量,不活动的肌肉血管就收缩。全身性肌肉活动时,血压在运动开始后轻微升高,随后由于全身肌肉血管舒张而恢复至原来水平。这样的活动既没有加重心脏负担,又达到了运动的目的。局部性肌肉活动(如上肢或下肢的运动)时,活动部分的肌肉血管舒张,大部分不活动的肌肉血管收缩,引起血压显著升高,加重心脏负担。在心功能本来弱的情况下,这种运动方式易于诱发心肌梗死。国外学者同时研究发现,在同样心排血量的情况下,上肢活动时的血压比下肢活动时高,下肢活动时的血压比全身活动时高。因此,运动医学专家建议冠心病患者运动以选择全身性运动项目为宜。

17. 冠心病患者空腹晨练易猝死

对于冠心病患者来说,空腹晨练实在是一种潜在的危险。在经过一夜的睡眠之后,不进食就进行1～2小时的运动,腹中已空,热能不足,再加上体力的消耗,会使大脑供血不足,哪怕只是短暂的时间也会让人产生不舒服的感觉。最常见的症状就是头晕,严重的会感到心慌,腿软,站立不稳,冠心病患者还会突然摔倒,甚至猝死。

冠心病患者的运动项目一般都不剧烈,晨练前少量进食不会有什么麻烦,多数冠心病患者时间充裕,简单吃一些不会耽误太多时间,尤其是对于胃部常有不适的冠心病患者,晨练前适量进食是一种好的保健方法。

18. 冬季晨练过早无益于冠心病

科学研究证实,冬季清晨地面空气中氧的含量是全天最低的。太阳出来后,随着绿色植物的光合作用,吸碳吐氧,地面上空气的含氧量才开始逐步增加,有利于人们的呼吸。清晨地面上的空气污染也最重,如工业排放出来的废气、汽车排放的尾气,还有人和动物排放的二氧化碳等。上述有毒、有害的气体,因受夜间温度的下降而沉降于地的表面,只有待太阳出来,地表温度升高后,才得以升向高空散去。老年人抗寒、抗毒害的能力日益下降,冬季晨练"必待日光",赶迟不赶紧。运动还要讲究科学性,一些常规的运动习惯不一定科学,比如人们习惯于清晨运动,但早晨冠状动脉张力高,交感神经兴奋性也较高,无痛型心肌缺血、心绞痛、急性心肌梗死发作,以及猝死也多在早晨6时至中午12时发生,因此应尽量选择下午或晚上活动为妥。如在清晨健身,运动量应尽量小一些。

19. 剧烈运动无益于冠心病

冠心病患者既要坚持运动，又要严格掌握一个度，使供血量和需血量相平衡。人在安静状态下，心肌每分钟需要300毫升左右的血液供应；强度大的体力活动，心肌每分钟需要的最大血量达2000毫升左右。可见超负荷的运动量极易导致心脏和脑急剧缺血、缺氧，可能造成急性心肌梗死或脑梗死。特别是某些人的心血管系统早已发生病理变化，只是尚未察觉，而当感觉到的时候，心血管的病变已经具有一定的严重性，而剧烈运动往往可以诱发疾病。另外，还需要注意的是：冠心病患者应避免做急剧的低头、弯腰、头颈环绕，以及跳跃动作，特别是对身体肥胖、高血压病、动脉硬化、内脏下垂和慢性腰痛者更不适宜。生活中常可见到有的冠心病患者运动时因急剧低头、弯腰而导致晕倒的事故发生。

20. 冠心病患者忌肌肤受寒

严寒季节，冠心病患者不要忽视手部、头部、面部的保暖。因为这些部位受寒，可引起末梢血管收缩，加快心搏或冠状动脉痉挛。此外，寒冷还可使去甲肾上腺素分泌增多，血压升高。所以，冠心病患者冬季外出活动时，宜戴口罩、手套和帽子；早上刷牙、洗脸宜用温水；洗衣、洗菜时，不要将手长时间泡在凉水里。冠心病患者，尤其是在严寒的冬天，应该采取相应的自我保暖措施。

21. 冠心病患者应注意季节交替和气候变化

气候变冷、温度下降之所以诱发急性冠心病事件是因其导致冠心病患者交感神经兴奋,释放儿茶酚胺类物质,从而引起患者血管收缩、血压升高及心率增快,导致患者心肌耗氧量增加,诱发心肌供氧量与耗氧量的矛盾,从而引起冠心病的急性事件,即不稳定心绞痛和急性心肌梗死。

经过大量的调查发现,气候变化、季节的交替可诱发冠心病患者发生急性心肌梗死,特别在秋末、冬初和早春,气候突变易导致心脏血管痉挛,造成心肌缺血。所以在季节交替时,冠心病患者尤其要预防病情发生突变。那么,为什么冠心病容易在季节交替时高发呢？主要是因为心血管功能对气温变化很敏感,每年季节交替时,气温、气压处于较大的波动状态,突然的过热、过冷刺激,冠心病患者的冠状动脉在原有狭窄的基础上容易发生收缩痉挛,出现急性心肌缺血,诱发心绞痛,甚至心肌梗死。

22. 大便秘结易致冠心病患者猝死

冠心病的发作与排便用力有关。冠心病患者一旦发生便秘,不可屏气用力,以免腹内压增高导致回心血流量增加而加大心脏负荷,诱发心绞痛或心肌梗死。要防止便秘,就要养成定时排便的习惯。很多患者有大便时看书阅报、思考问题等习惯,这就影响了排便意识,久而久之就会发展为习惯性便秘,应改掉这种不良的习惯。同时,在饮食中应多吃含膳食纤维的食物,促进胃肠蠕动。一旦发生便秘,就要采取针对性按摩、服缓泻药,以及使用开塞露等治疗措施,及时纠正便秘的问题。

23. 冠心病患者过度大笑可能猝死

狂喜可以产生不良后果。人的情绪无非有两种:一是愉快情绪;二是不愉快情绪。无论是愉快情绪还是不愉快情绪,都要把握好度。否则,愉快过度了,就会乐极生悲。有一个急性心肌梗死的患者,经过住院治疗,病情已经大有好转。出院的那一天,突然得知其子已考上某名牌大学的消息,没想到因兴奋过度而倒在地上死亡。这说明,暴喜、大喜、狂喜不利于健康。这种因过度兴奋造成的猝死和精神失常易发生在中老年人身上。

临床医生忠告:冠心病患者任何的情绪过分激动都不可取,遇事应采取"冷处理"的方法,无论是喜事与悲事、兴奋与气愤、顺境与逆境、快乐与痛苦等,都应一视同仁,要善于自我调节情感,保持稳定的心理状态,生活中的高兴与悲哀一定注意不要超过正常的生理限度。

24. 气急暴怒易致冠心病患者猝死

暴怒或怒气太盛,是由于某种目的和愿望不能达到,逐渐加深紧张状态而发生的。可表现为暴跳如雷,拍桌大骂,拳打脚踢,伤杀人畜,毁坏器物。轻者会肝气郁滞,食欲减退;重者便会出现面色苍白,四肢发抖,甚至晕厥死亡。暴怒对于中老年人的危害非常大。当然,若是轻度的发怒,不会对中老年人的身心健康造成大的影响,况且还有利于压抑情绪的发泄,有益于健康,这就说明什么事情都有个度。中老年人遇事首先应冷静,因为只有冷静,才能积极思考,想出对策,圆满解决问题,大怒于事无益,只能招来灾祸,尤其是对于患有高血压病、心血管疾病的患者。

25. 冠心病患者外出旅游细节

随着人们生活水平的不断提高,休闲旅游已成为当前生活中不可缺少的一项有意义的活动。旅游是一项很好的健康活动,同时也是一种运动,会带来体力的消耗,因此每个将要旅游的冠心病患者须注意以下几个问题:

(1)旅游时间:旅游应该选在春末、夏初或秋季,这时气候宜人,不会因寒冷或酷暑导致冠心病发作或招致身体的不适。

(2)旅游准备:旅游前,必须准备好或事先服用麝香保心丸等一类维护心脏功能的药,这些药对冠心病有预防和治疗作用。

(3)旅游地点:旅游地点,应选择在环境优美、空气新鲜、人员较少的地方,避开人员拥挤的城市。

(4)旅游期间:旅游期间应注意个人保护,如遇到刮风、炎热、湿度过大或阴雨等情况应及时自我调整。旅游要劳逸结合,宜短不宜长。每日活动时间不宜超过6小时。旅游要有人陪护,如遇意外便于及时提供可靠的病史资料。旅游停歇点应选择在条件较好的旅馆,休息环境舒适,保证充分休息。旅游要注意心理调节,缓解紧张情绪,以防情绪因素招致冠心病发作。旅游不宜参加爬山、登高、划船、游泳等剧烈活动。需要指出的是,心绞痛频繁发作者、心肌梗死后3个月以内者、心功能不全者,均暂不能参加旅游。

26. 冠心病患者应采用的治疗原则

冠心病的治疗原则是:急则治标为主,缓则标本兼治。也就是说,冠心病患者在心绞痛或心肌梗死发作期间,治疗上以治标为主,尽快缓解或消除患者的危急状态。而在平时不犯病或病情不重的情况下,治疗上以标本兼治和治本为主,纠正患者脏腑阴阳的偏盛偏衰,以达到强壮身体,减少冠心病发作次数或减轻发作程度的目的。然而,它不是单一的、分割的,而是互相关联、互相兼顾的。两者之间应据病情而有所侧重,辨证施治,因人而异。对于冠心病的治疗既要着眼局部,又要兼顾整体。从中医角度看,着眼局部,就是改善营养心脏的正经及支系脉络瘀滞之病变。也就是说,改善了冠状动脉瘀阻状态,从而变"不通则痛"为"通则不痛"。兼顾整体,就是要调节纠正脏腑经脉、气血功能与阴阳的偏盛偏衰,使之不再产生瘀浊和湿浊,以控制本病的发展,消除生病的根源。

27. 冠心病患者急救点穴法

长期以来,人们认为只有依靠药物,才能减轻或缓解冠心病的症状,其实,点穴对冠心病患者症状的缓解和消除也有一定作用。压内关穴对减轻胸闷、心前区不适和调整心率均有帮助,抹胸和拍心对于消除胸闷、胸痛亦有一定效果。可以说点穴疗法操作简单,方便实用,无内服药的不良反应,甚至可以在医师指导下做自我点穴,有兴趣者不妨一试。

(1)宜点内关穴:手和手腕之间有一个界限,叫做腕横纹。将右手3个手指头并拢,把3个手指头中的无名指,放在左手腕横纹上,这时右手食指和左手手腕交叉点的中点,就是内关穴(图1-3)。为说明确切位置,可以攥一下拳头,攥完拳头之后,发现有两根筋,实际上,内关穴就在两根筋的中间。经常按摩内关穴可有效治疗手心热、肘臂疼痛、腋下肿痛、冠心病、肺心病等。也可使用按摩仪按摩内关穴,从而缓解冠心病的一些症状。方法为:采用坐姿,将按摩手臂放置对应腿上(或案面上),手心面向上,用另一只手握按摩仪对准内关穴进行按压,以出现酸、麻、胀感为宜,频率也是每分钟30次,注意循序渐进。

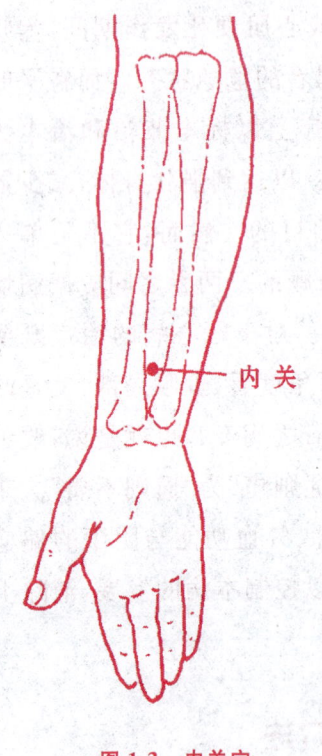

图1-3 内关穴

(2)宜点合谷穴:合谷穴是手阳明大肠经的一个重要穴位,位于第一、二掌骨之间,在第二掌骨的中点,桡侧的边缘处。选穴时可用一只手的拇指第一关节横纹正对另一只手虎口边,拇指弯曲按下,指尖所指就是合谷穴(图1-4)。经常按摩合谷穴,能有效保持牙齿健康,减少口腔疾病的发生。同时,由于大肠经从手走头,凡是头面上的病,如头痛、发热、口干、流鼻血、颈部发肿、咽喉病,以及其他五官疾病等,点按此穴都能达到治疗效果。所以,古人有"面口合谷收"之说。除此之外,大肠经循行部位所发生的疾病,都和这条经的气血运行不正常有关。如冠心病、心绞痛都可以通过按摩合谷穴,同时配用其他穴位使症状得到缓解。

(3)宜点人中穴:人中穴位于人体鼻唇沟的中点,是一个重要的急救穴位。平掐或针刺该穴位,可用于救治脑卒中、中暑、中毒、过敏及手术麻醉过程中出现的昏迷、呼吸停止、血压下降、休克等。刺激人中穴位(图1-5),还可影响人的呼吸活动,如连续刺激人中,可以引起呼气持续性抑制或吸气

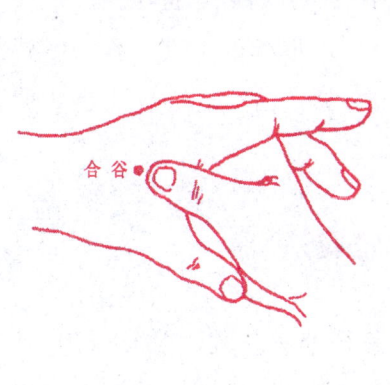

图1-4 合谷穴

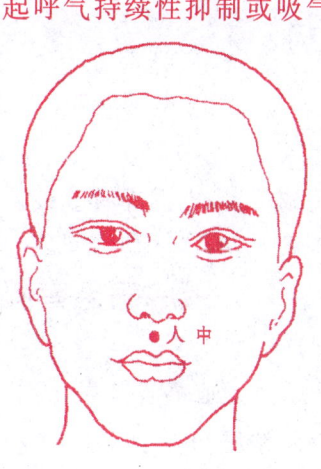

图1-5 人中穴

兴奋与抑制,导致呼吸活动暂停,适当地给予节律性刺激,则有利于节律性呼吸活动的运行。说明人中穴位刺激对呼吸的影响并非都是有利的。在实际应用中要注意刺激手法的应用,如用于冠心病的急救,用拇指尖掐或针刺人中穴,以每分钟按压或捻针 20~40 次,每次连续 0.5~1 秒为佳。

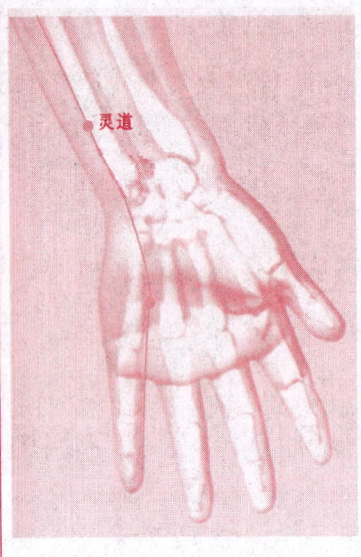

图1-6 灵道穴

(4)宜点揉灵道穴:灵道为手少阴心经的经穴,位于小指内侧腕关节上1寸(指中医的同身寸法)处(图1-6)。有人发现,约 91% 的冠心病患者,左侧灵道穴有明显的压痛。冠心病患者犯病时,可用拇指先轻揉灵道穴 1 分钟,然后重压按摩 2 分钟,最后轻揉 1 分钟,每日上下午各揉 1 次,10 日为 1 个疗程,间歇 2~3 日,可进行下 1 个疗程。经观察,揉按治疗后心绞痛症状明显减轻,心电图亦有改善。

28. 冠心病患者猝死急救法

当冠心病猝死发生时,应争分夺秒急救,立即进行胸外心脏按压和人工呼吸。使患者仰卧在木板或地上,用拳叩击患者左侧胸部 2~3 下后,捏住患者鼻孔,口对口吹气 1 次,时间为 1 秒钟,然后用一手掌根(另一手重叠在该手上)按压在胸骨下 1/3 与 2/3 交界处,两肘伸直,垂直向下按压,然后放松,连续按压 5 次;再人工呼吸 1 次,心脏按压 5 次,如此循环。一般每分钟人工呼吸 16～18 次,心脏按压 80～90 次,直至医护人员赶到现场(图 1-7、图 1-8)。

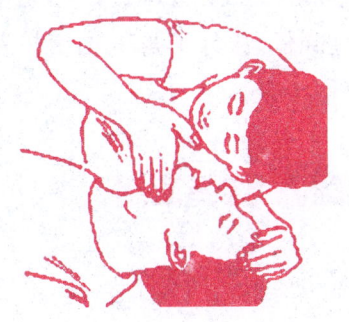 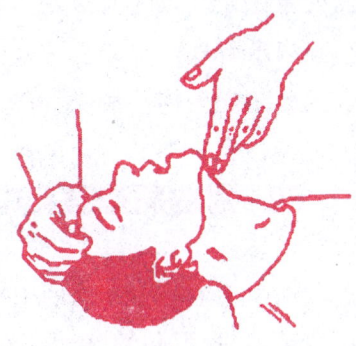

图 1-7　判断患者是否存在呼吸停止　　图 1-8　仰头举颌示意图

29. 冠心病患者拔牙应有保护

经常有医生告诫冠心病患者拔牙须谨慎,但情况到底如何呢?一般来说,患有心脏病的老年人,只要没有心力衰竭及严重的心律失常,都可以拔除坏牙。但是拔牙时,必须做好以下的保护工作:

一是有冠心病心绞痛的患者,应先由内科治疗,病情稳定后再拔牙。拔牙前可服长效硝酸甘油片,同时身边要备有抗心绞痛的药物。必要时,口腔科医生和心脏科医生密切合作,并在心电监护下进行拔牙术。

二是拔牙时麻醉剂最好选择利多卡因,尽量不要加入肾上腺素,以免出现心动过速而诱发心律失常或心力衰竭。

三是麻醉要安全、有效,操作要熟练,动作要轻巧,尽量减少疼痛刺激、出血和损伤,以免引起患者精神紧张和血压的波动,从而增加心脏的负担。

四是冠心病患者尤其年老者,如无特殊情况,应分期分批拔除坏牙。拔牙前后,应予以抗感染预防处理。因为老年心脏病患者抵抗力较正常人明显降低,拔牙形成的创面易发生感染。如无特殊情况,可口服抗生素。

30. 冠心病患者对中成药的选择应用

临床上治疗冠心病的中成药主要有冠心苏合香丸、复方丹参片等,这类药物既能缓解心绞痛的发作,又无西药硝酸甘油片所引起的头晕、头痛等不良反应。但有些冠心病患者长期连续服用这些药物,以为这样才能有效地预防心绞痛发作和心肌梗死的发生。其实,这种做法并不科学。

(1)冠心病急救宜选的中成药:冠心病患者心前区突然出现发作性或持续性绞痛、憋气、胸闷或脉搏不齐等症状,并常伴有面色苍白、呼吸困难、情绪恐惧、出冷汗等症。此时,可选用苏冰滴丸或冠心苏合香丸。这两种药是缓解冠心病急性发作的备急良药,2~5分钟就发挥药效。但这两种丸药是急救治标之品,不宜长服,以免耗伤元气,当心绞痛发作的次数减少或消失后,则应改用其他药物。阴虚阳亢者,或兼有高血压的冠心病患者如果久服,会加重口干舌燥、咽痛、烦躁等症状,个别高血压患者血压有升高加剧之弊。冠心苏合香丸的使用方法为:在心绞痛急性发作时将冠心苏合香丸1~2粒放在舌面上含化或咬碎吞咽,30分钟内即可收效,起效时间虽较硝酸甘油片迟些,但持续作用的时间较长。如果患者近来心绞痛发作较频繁,也可每日3次连续使用冠心苏合香丸或复方丹参片,疗程的长短视病情轻重而定。

(2)血淤胸痛型冠心病患者宜选的中成药:血淤胸痛为主的冠心病患者胸痛如针刺,频频发作,疼痛固定在某处,多见于慢性冠状动脉供血不足,并伴有心绞痛的患者,可用丹参舒心片或丹参片,这两种成药都是由活血化瘀药丹参组成,具有扩张冠状动脉、增加冠脉流量及改善微循环的作用,并能改善心脏功能,促进心肌细胞的修复;也可选用冠心片,其中的丹参、川芎、红花、降香、赤芍具有活血化瘀,改善冠状动脉供血,防止血栓形成的功效。

(3)气滞胸闷型冠心病宜选的中成药:气滞胸闷为主的冠心病患者胸闷不舒时轻时重,并伴有胸闷彻痛的症状。可用理气宽胸的瓜蒌片,它有增强冠状动脉血流量和心肌收缩的作用。气滞兼有血瘀的冠心病患者可用由丹参、三七、冰片组成的复方丹参片,或用由三七、赤芍、佛手、泽泻等组成的冠芍片。这两种药都有活血化瘀、理气止痛、扩张冠状动脉、增加冠状动脉流量的作用。

31. 冠心病患者服药时间细节

一项关于心血管病发病时间的研究揭示,心肌梗死等猝发性心脏病的发作,在一天中有两个高峰:起床后1~2小时和此后的10~12小时,尤以第一个高峰更为明显。以往人们发现高血压也有这种双高峰规律,即早晨7~9时和下午3~5时时血压升高,以致脑卒中在这两个时间段也呈高发现象。这个规律对于冠心病的治疗和用药有重要指导意义。专家们指出,要是能在高峰到来之前用药,无疑能减少猝发心脑血管病的危险。专家们提出了一种生物节律健康法,认为早睡早起,生活规律,能有效地降低这种危险因素。与此同时,还可配合药物治疗。通常服用的治疗心血管病的药物,在服后24小时左右才能达到有效治疗浓度。因此,每日1次的药物应在早晨6时服用,每日2次的应在早晨6时和下午3时服用,每日3次的应在早晨6时、中午12时、下午5时服用。这样就有可能抑制双高峰的出现,减少猝发心脏病和脑卒中的危险。

32. 硝酸甘油使用注意事项

硝酸甘油已使用百余年,至今仍不失为治疗心绞痛的首选药物。它可直接松弛血管平滑肌,特别是小血管平滑肌,使周围血管扩张,外周阻力减少,回心血量减少,心排血量降低,从而使心脏负荷减轻,心肌耗氧量减少。同时,对较大的冠状动脉也有明显的舒张作用,增加心肌血液量。随之心绞痛很快得到缓解,而解除胸闷、胸痛等症。每逢发病,立即取0.5毫克1片放在舌下含化,初次应用,先含0.3毫克1片,以观察其敏感性和不良反应。由于舌下毛细血管十分丰富,吸收很快,一般2~5分钟即可见效,且能维持30分钟左右。用药时,须将身体紧靠在椅子上或沙发上,取半卧姿势。若病情未缓解,可再含服1片。对心绞痛发作频繁者,在大便前含服1片,可预防发作。

33. 硝苯地平(心痛定)使用注意事项

心痛定又称硝苯地平、硝苯吡啶。它能松弛血管平滑肌,扩张冠状动脉,增加冠状动脉血流量,显著改善心肌氧的供给;同时能扩张周围小动脉,降低外周血管阻力,使血压降低。故适用于防治冠心病心绞痛,特别是变异型心绞痛和冠状动脉痉挛所致的心绞痛。它对呼吸功能没有不良影响,也适用于患有呼吸道阻塞性疾病的心绞痛患者,还对伴有高血压的心绞痛,或顽固性充血性心力衰竭,均有良好的疗效。应用时,舌下含服10毫克1片,约10分钟生效,可维持6~7小时。用药后,可有头痛、眩晕、面红、口干、恶心、呕吐和舌根麻木、腿部痉挛等反应,但多数较轻,若继续含服,这些反应会自行消失。低血压患者慎用该药,孕妇禁用。

34. 亚硝酸异戊酯使用注意事项

亚硝酸异戊酯又称亚硝戊酯,具有扩张冠状动脉及周围血管的作用,起效最快,但维持时间较短。当心绞痛急性发作或用硝酸甘油无效时,可将其小安瓿(每支0.5毫升)裹在自备手帕内拍破,置鼻孔处吸入。它的注意事项与硝酸甘油相似。

35. 冠心病患者急救含药细节

硝酸甘油主要用于心绞痛急性发作,若未见效,可重复应用,或改用亚硝酸异戊酯。硝苯地平(心痛定)可防治多种心绞痛,且维持时间较长。若心绞痛急性发作,伴有室性心律失常或心情烦躁,则将硝酸甘油与地西泮合用为佳,但不宜连续大量使用,以免中毒。需要注意的是,急救药盒中的药物很不稳定,若暴露于空气中,会很快失效,故应贮放在棕色瓶内,让患者随身携带,以备急用,用毕旋紧瓶盖,严格按有效期及时更换。若病人感到药物愈用愈不灵了,说明机体对药物已产生耐受性,可改用其他抗心绞痛药物,如硝酸异山梨酯(消心痛)、普尼拉明(心可定)或冠心苏合香丸、救心丹、益心丸等,也可交替使用。

冠心病患者都知道,当心绞痛发作时,可采取舌下含药的方法来缓解心绞痛,可有些冠心病患者用药后,效果不明显。临床医生经过认真观察和研究,发现有两个问题影响含药的效果:

(1)含药应放舌下:许多冠心病患者在遇到心绞痛发作时,将药片含在口腔中,并不知将药置于舌下,有些人甚至将药片放在舌上面。殊不知,舌表面有舌苔和角化层,很难吸收药物,正确的舌下含药法是将药片咬碎后置于舌的下方。口腔干燥时,可饮少许水,以利药物的吸收。因此,心绞痛发作时,要采取舌下含药而不是舌上面含药。

(2)含药体位细节:冠心病患者使用的舌下含服药能扩张心脏冠状动脉,同时也能扩张身体外周的动脉。患者在采用舌下含药法时,最宜采取半卧位。因为半卧位时,可使回心血量减少,心脏负担减轻,使心肌供氧量相对满足自身需要,从而缓解心绞痛。如果患者平卧位,会使回心血量增加,心肌耗氧量也增加,从而使药物作用减弱,起不到良好的止痛作用。另外,患者在站立时不宜舌下含药,否则会因血管扩张,血压降低,导致脑血管供血不足而发生意外。

36. 急性心肌梗死现场急救细节

急性心肌梗死的症状主要为剧烈的心绞痛持续时间长,周身冷汗,可有恶心、呕吐、腹泻,还可有心律失常。当出现呼吸困难及发绀时,提示发生急性左心衰竭。对此,在送医院前,宜采用如下方式进行现场自救或常人自救:

一是立即就地卧下(出现休克,取平卧位,头稍低;高度怀疑左心衰竭时,应取端坐位)。此时禁动极为重要(不翻身,不活动四肢,不说话),以争取时间,逢凶化吉。

二是即刻服急救药(硝酸甘油舌下含化或吸亚硝酸异戊酯,试服中药急救丸)。

三是及时联系急救站或就近的医疗单位,请求派人前来救治。若需送往这些医疗单位,则务必平稳转移患者。

四是有吸氧、测血压等条件者,应立即不间断吸氧,每小时测血压1次。

五是周围环境要安静,患者情绪要稳定。

二、高血压病养护细节

高血压是动脉硬化发展过程中主要的风险因素之一,在我国,高血压已成为威胁人体生命的第一号隐性杀手。长期的血压升高能导致心、脑、肾等重要脏器产生严重的、危及生命或招致残疾的并发症,是引起冠心病、心肌梗死、脑中风和肾衰竭的主要原因。尤其是随着社会环境的变化,不良的生活习惯和工作压力增大更加导致了高血压病的不断增多,并且由此引发并发症,严重威胁着人民群众的健康,也就是说,高血压会增加过早死亡的危险。有人估计,我国约有上亿人患有高血压病,发病率已达 11.88%,并且有上升的趋势,还有不断向年轻人扩散的态势。在我国,不管是城市居民,还是乡村农民,都普遍存在对高血压病的防治、调养知识知之甚少的问题。全国高血压抽样调查发现:目前高血压病的发病率为 11.88%,而知晓率仅为 27%,治疗率为 27%,控制率为 3%。因此,人们对高血压病的预防与治疗应予以高度重视,以防高血压病杀人于无形。

(一)高血压病的基础知识

1. 人体血压的基本概念

像海浪拍打海岸,河水冲击河床一样,血管中血液流动也会对血管壁产生压力,这就是血压。严格讲血压是指血管内的血液对于单位面积血管壁的侧压力,即压强。血管分为动脉、静脉和毛细血管,而血液无论在什么位置的血管中都会产生压强,血压也就有动脉血压、静脉血压和毛细血管血压之分。一般所说的血压是指动脉血压,因为在大动脉中血压降落很小,故通常以在上臂测得的肱动脉压代表主动脉压。

我国的血压计量单位,一直沿用毫米汞柱(mmHg),人们早已习以为常。近年来我国实施了法定单位制,按照规定,血压的计量单位改为千帕(kPa)。1mmHg≈0.133kPa,也就是7.5mmHg≈1kPa。另外,再介绍一种简易换算口诀法:血压mmHg值,加倍再加倍,除以3再除以10,即得kPa值。例如:收缩压120mmHg加倍为240,再加倍为480,除以3得160,再除以10,即16kPa。反之,血压kPa值乘10再乘3,减半再减半,可得mmHg值。

2. 高压和低压的基本概念

由于心脏射血是间断性的,因此在心动周期中心室内压和动脉血压随着心室的收缩和舒张发生较大幅度的变化,呈周期性波动,动脉血压一般由收缩压、舒张压、脉压和平均动脉压等组成。动脉内这种压力周期性波动引起的动脉血管搏动,称为脉搏。心室收缩时,血液射入动脉,主动脉压急剧升高,动脉扩张,在收缩期的中期达到最高值,这时的动脉血压值称为收缩压(高压)。心室舒张时,主动脉压下降,动脉弹性回缩,继续推动血液前进,在心室舒张末期动脉血压的最低值称为舒张压（低压）。收缩压和舒张压的差值称为脉搏压，简称脉压。1个心动周期中每一个瞬间动脉血压的平均值，称为平均动脉压。简略计算，平均动脉压大约等于舒张压加 1/3 脉压。

3. 血压值的正常与异常

医生测量完血压后，会告诉您高压（收缩压）是多少，低压（舒张压）是多少。我们马上会问血压正常吗？医生会进一步指出你的血压是"正常"、"正常高值"、高血压和低血压 4 种情况中的 1 种。那么你的血压属于哪种情况呢？

(1)"绿色血压"——正常血压：收缩压 90～120 毫米汞柱（mmHg）并且舒张压 60～80 毫米汞柱（mmHg）。单就血压对人体的影响，这个水平是人最理想的血压水平，是"绿色血压"。

(2)"灰色血压"——正常高值：收缩压 130～139 毫米汞柱（mmHg）或者舒张压 85～89 毫米汞柱（mmHg），这个水平处于高于正常血压且低于高血压的"灰色地带"，已经接近高血压水平，以后发生高血压的可能性明显增大，因此是"灰色血压"。

(3)"红色血压"——异常血压：收缩压大于或等于 140 毫米汞柱（mmHg）或者舒张压大于或等于 90 毫米汞柱（mmHg）就是高血压。收缩压低于 90 毫米汞柱（mmHg）或舒张压 60 毫米汞柱（mmHg），就是低血压。无论高血压还是低血压，都对身体有害，是"红色血压"。

4. 血压值往往随昼夜起伏变化

正常人如果处于正常生活节奏中,血压清晨开始呈上升趋势,早晨起床活动后迅速上升,如此时血压过高,称为"黎明现象"。上午8~10时达到高峰(第一峰);然后血压轻度下降,12~14时呈现"午间谷",在16~18时可再次轻度升高(第二峰);从18时起缓慢下降,夜间睡眠时血压下降可达20%左右,称为"夜间谷",夜间0~3时处于最低谷。血压峰谷压差高达40~50毫米汞柱(mmHg)[5.33~6.67千帕(kPa)]。24小时血压波动趋势多数呈"双峰单谷"的"勺形(dipper)"。但有部分表现为"双峰双谷"(12~14时呈现午间谷)者,估计与睡眠习惯有关。

这种昼夜24小时的血压波动,主要与人体血浆去甲肾上腺素水平的变动及压力感受器的敏感性有关。血浆中去甲肾上腺素水平的波动与血压波动是平行的,压力感受器敏感性高、神经抑制有效时其血压波动就小,反之,血压波动就大。通常认为"中午血旺,血压最高"的说法是错误的。白天血压高于夜晚,夜间血压下降值大于白天血压的10%,呈勺形曲线,这对适应机体的活动、保护心脑血管起着重要作用。老年人由于压力反射敏感性较低,血压波动就较大。睡醒时血压可上升50毫米汞柱(mmHg)[6.67千帕(kPa)]左右,起床走动后血压进一步升高,此时最易诱发冠心病猝死。

5. 高血压病

高血压病又称原发性高血压,是以动脉血压升高,尤其是以舒张压持续升高为特点的全身性慢性血管疾病。

凡正常成年人在未服抗高血压药物情况下,收缩压应小于或等于120毫米汞柱(mmHg)[16千帕(kPa)],舒张压应小于或等于80毫米汞柱(mmHg)[10.7千帕(kPa)]。

如果成年人收缩压大于或等于140毫米汞柱(mmHg)[18.9千帕(kPa)],舒张压大于或等于90毫米汞柱(mmHg)[12千帕(kPa)]为高血压。

若收缩压在130～139毫米汞柱(mmHg)[17.3～18.9千帕(kPa)],舒张压在85～89毫米汞柱(mmHg)[11.3～12千帕(kPa)],为临界高血压。一般来说,在收缩压与舒张压之间,医生比较看重的是收缩压的数据,而非舒张压。年过50岁的中老年人,若收缩压逾140毫米汞柱(mmHg),其罹患心血管疾病的风险系数,要比舒张压指数显示的风险系数更高。

在高血压病中,还有一种特殊的高血压,称睡眠性高血压。这种高血压常在睡眠时或睡醒后血压升高。其发病原因可能与睡眠时呼吸浅慢、暂停、心率快慢波动、血氧饱和度下降、二氧化碳浓度升高而致的交感神经活性增高有关。多见于阻塞性睡眠呼吸暂停综合征的患者和鼾症伴有睡眠呼吸暂停的人。

由于睡眠时上呼吸道分泌物增多或阻塞,引起血氧饱和度下降,二氧化碳浓度升高,导致交感神经活性增强。而交感神经活性亢进可造成外周阻力小动脉发生代偿性改变,引起管壁肥厚,管腔狭窄,对血管活性物质的反应性增高,使之出现血压升高,并常因血气改变而发生各种心律失常及并发其他心血管疾病。

对睡眠性高血压的治疗，主要是矫正气道阻塞所致的呼吸暂停。在气道梗阻解除后，大多数患者的血压会明显下降，甚至降至正常。所以，睡眠时应取右侧卧位，尽量避免或减少打呼噜、憋气，以免呼吸暂停而致血压升高。同时还应注意睡前勿吸烟，不喝酒，不服催眠药，保持鼻道通畅，不用嘴呼吸。一旦发生睡眠性高血压，要及时到医院诊治。手术切除增生的扁桃体、多余的咽壁脂肪组织或行悬雍垂咽腭成形术，扩大咽部呼吸道，可达到气流通畅的目的。

6. 高血压病病情轻重的判断

高血压病患者如何知道自身所患高血压病的轻重呢？临床医生为了治疗的方便，一般对高血压病进行如下分期：

（1）1期：血压达到确诊高血压水平，舒张压大部分时间波动在 90～100 毫米汞柱（mmHg）[12.0～13.3 千帕（kPa）]，休息后能够恢复正常，临床上无心脏、脑、肾并发症表现。

（2）2期：血压达到确诊高血压水平，舒张压超过 100 毫米汞柱（mmHg）[13.3 千帕（kPa）]，休息后不能降至正常，并有下列各项中的 1 项者：经 X 线、心电图或超声心动图检查，有左心室肥大的征象；眼底检查，有眼底动脉普遍或局部变窄；蛋白尿和（或）血浆肌酐浓度轻度升高。

（3）3期：血压达到确诊高血压水平，舒张压超过 110～120 毫米汞柱（mmHg）[14.7～16.0 千帕（kPa）]，并有下列各项中的 1 项者：脑血管意外或高血压脑病；左心衰竭；肾衰竭；眼底出血或渗出，有或无视盘水肿。

(4)急进型高血压:急进型恶性高血压,病情急剧发展,舒张压常持续在130毫米汞柱(mmHg)[17.3千帕(kPa)]以上,并有眼底出血、渗出或视盘水肿。

7. 高血压与高血压病的区别

在现实生活中,不少人常把高血压和高血压病混同起来,认为只要发现高血压就是高血压病,或者把高血压病简称为高血压。其实它们是两个不同的概念。高血压可分为原发性和继发性两类。原发性高血压是指病因尚未十分明确的高血压,又称高血压病。由其他已知疾病所致的血压升高,则称为继发性或症状性高血压。

(1)原发性高血压:即高血压病,是指以血压升高为主要临床表现的一种疾病,约占高血压患者的95%。患者多在40~50岁发病,早期可无症状,可能在体检时发现。少数有头痛、头晕、眼花、心悸及肢体麻木等症状。晚期高血压可在上述症状加重的基础上出现心、脑、肾等器官的病变及相应症状,以致发生动脉硬化、脑血管意外、肾脏病,并易伴发冠心病。临床上只有排除继发性高血压后,才可诊断为高血压病。

(2)继发性高血压:是指在某些疾病并发产生血压升高,仅仅是这些疾病的症状表现之一,又称症状性高血压,占所有高血压患者的1%~5%。对于有明显的泌尿系统症状,或在妊娠后期、产后、更年期出现的高血压或全身性疾病中出现的高血压,均应考虑是否为继发性高血压。如果引起高血压症状的原发病症能够治好,那么高血压就可消失。

高血压只是一种症状,不能算是一种独立的疾病;而高血压病是一种独立的疾病,约占高血压患者的95%。原发性高血压只有积极治疗高血压,才能有效地防止并发症,而继发性高血压首先是治疗原发病,才能有效地控制高血压发展,仅用降压药控制血压是很难见效的。所以,遇到血压过高的人,必须排除其他疾病所致的高血压,才能说他患有高血压病。

8. 高血压病的病因

你为什么会成为高血压病患者?这还得从高血压病的病因说起。有关高血压病病因的研究已进行了多年,虽然已经积累了许多关于高血压致病因素的资料,但对其病因尚不明确,发病机制仍未完全明了。虽有多种学说从不同侧面来阐述其发病机制,但都不能解释所有问题。目前普遍认为,高血压病的形成是一个由多种因素促发的病理过程,这些因素被称为危险因素,大概有上百种之多。高血压病主要与下列因素关系密切:

(1)高血压病与遗传有关:高血压病的发病具有明显的家族聚集性。有统计表明,父母患高血压病者,其子女患高血压的几率明显高于父母血压正常者。父母均有高血压病,其子女的高血压病发生率为45%;父母仅1人有高血压病,其子女的高血压病发生率为28%;而父母均无高血压病,其子女的高血压病发生率仅为3%。科学家也已经分析出高血压病的遗传基因,并在动物中成功地进行了高血压病的遗传实验。当然,这并不意味着遗传决定了一切,高血压病的发生还与很多后天因素有关,只要努力控制高血压病的危险因素,如控制体重、戒烟戒酒、积极运动等,高血压病还是可以预防的。

(2)高血压病与肥胖有关:肥胖与高血压病的发病率密切相关。据有关资料报道,肥胖者的高血压患病率要比体重正常者高2～3倍。医学研究也证实,在一个时期内体重增长较快的个体,其血压增高也快,而且证实肥胖是血压升高的独立危险因素。减肥之所以能降低血压,在于减重后可使血清胰岛素降低,利于排钠,并能降低血浆去甲肾上腺素及肾上腺素水平,从而使血压降低。

(3)高血压病与精神压力有关:许多资料都表明,在天灾幸存者或有精神创伤的患者中可见到许多人有急性血压升高的现象。大量研究也证实,高血压病的发生与精神紧张、情绪创伤有一定的关系,而这些因素却是引起神经紧张的主要因素。比如有关资料证实,第二次世界大战期间被围困在彼得格勒(列宁格勒)达3年之久的人,高血压发病率明显上升。生活中我们也可以发现,一些易造成过度紧张的精神因素,也容易使人患高血压。所以,如果您受到的压力太大,最好赶快减压,否则易患高血压病。

(4)高血压病与膳食结构有关:大多数医学专家认为,高血压病与营养素的摄入不平衡有关。如饮食中钠盐含量就是影响血压的主要原因之一。每日食盐量在8克以上者患病率高,食盐量每日少于6克者不易发生高血压。过量食用脂肪类食物也是引起血压升高的因素之一。临床观察显示,钾能拮抗钠引起的不良作用,能阻止食盐引起的血压升高,对轻症高血压患者还有一定程度的降压作用。营养专家认为,高钙、高镁食物能减少罹患高血压病的危险,补钙、补镁有利于血压降低。高血压病患者可通过合理饮食,平衡膳食中的营养素供给,达到营养调节的目的,在一定程度上促进血压恢复正常。

(5)高血压病与年龄有关:高血压病虽然不是中老年人的"专利",但高血压病与年龄有关却是不争的事实。在生活中可以明显观察到,年龄越大患高血压病的几率越高。医学研究也证实,年龄与高血压病的发病率呈正相关。40岁以上的中老年人发病率高,而且40岁以后发展较快,所以年龄偏大的中老年人应定期到医院做检查,以预防高血压病的发生与发展,做到科学预防与治疗。

(6)高血压病与吸烟有关:吸烟的人常疑惑地说:"烟是吸到肺里的,怎么会引起高血压呢?"要知道,香烟中所含的大量有害物质随烟雾吸进肺里,可以迅速地被吸收到血液中,进而作用到心脏、血管和中枢神经系统。40多年来,美国、英国、芬兰、日本等国家的流行病学调查证实,高血压病的病死率与吸烟呈显著正相关,而且对成年以前开始吸烟的人危害程度更高。我国的统计资料也表明,大量吸烟者比不吸烟者的高血压病患病率高3倍以上。

(7)高血压病与饮酒有关:酒本身具有活血化瘀、防治疾病的功效。但长期过量饮酒却可成为高血压病的致病因素之一,这一结论已被医学界所公认。经医学专家调查,长期过量饮酒的人群,相对于不饮酒人群,患高血压病几率明显增加。目前,我国成年男子的饮酒率较高,虽然近年来我国白酒的类型已从高度酒向低度酒发展,但仍有部分人饮用60度以上的白酒(在国外46度以上的酒被认为是烈性酒)。为预防高血压病,最好不饮酒,已有饮酒习惯的人要减少饮酒量,每天最好控制在饮低度白酒50～100毫升、啤酒300毫升以内。已有高血压病危险倾向的人,如有家族史者和体重超重者均应坚决戒酒。

(8)高血压病与一些职业有关:职业因素可影响人的身体健康。研究表明,体力活动少、脑力活动紧张、经常有紧迫感的工作者较易患高血压病。科学家还发现,约60%的高血压病患者,通过脱离紧张的工作环境,休息2周后血压可下降10%以上。在生活中,知识分子高血压病患病率明显高于其他人群。容易引起精神长期紧张的职业,如汽车司机,高血压病患病率高达11.3%左右;电话员、统计员、会计患病率在10%左右。所以说,职业因素对血压的影响不可忽视,尤其是脑力劳动者加强对高血压病的预防很有必要。

(9)高血压病与性格有关:性格特点也与高血压病密切相关。个性过强,容易激动,遇事急躁,难以自抑,过分自负,刻板固执,多疑多虑,个性怪癖,或压抑并抱有敌意,具有攻击倾向,这些极端内向型的个性特征,是高血压病的一种易患因素。有的科学家把性格分成A、B两型。A型性格的人性情急躁,进取心和竞争性强,工作专心而休息较少,强制自己为成就而奋斗。B型性格的人则性情温和,工作不急不躁,缺少竞争性,与A型正相反。医学、心理学专家研究发现A型性格人群是高血压病的高发人群。

除了上述发病的危险因素之外,还有很多学说从不同的角度来说明高血压病的发病机制,主要有交感肾上腺素能系统功能亢进学说、肾源学说、心钠素学说、离子学说等,这些学说都有充分的理论和事实根据,但均有一定的局限性,只能反映高血压病发病机制的某些侧面,而不能全面阐述。这也是高血压病难以治愈的主要原因之一。

9. 高血压病的早期预警信号

高血压病的早期和中期,患者的症状往往不明显,常被患者自己和医生忽视。待发现后,血管早已硬化,其并发症已经发生,治疗方法只能是降血压,然而即使血压得到控制,也不等于彻底治愈。况且,高血压病患者约有1/5的人无明显症状,仅在偶然测血压或普查身体时发现。早期发现并及时治疗高血压病,对患者的预后会带来极大的好处。因此,了解高血压病的早期信号就显得特别重要。

(1)睡觉打鼾可能与血压增高有关:鼾症可能是高血压病的一种早期信号。有科研人员曾调查某街道自然人群1036例,明确血压增高者312例,其中25例有鼾症现象。有鼾症的高血压病例中多数为轻型及临界高血压。鼾症者以习惯性打鼾居多,少数伴有程度不等的睡眠时憋气现象。此外,在调查中因严重鼾症住院手术的102例患者中,确诊为高血压病者56例,其中42例先有鼾症,然后血压升高,51例伴有睡眠憋气现象。以上结果提示,鼾症是高血压的信号,严重鼾症者有相当高的高血压病发病率。所以,经常打鼾者,尤其是伴有睡眠时憋气现象的人,应经常测量血压,以便早期发现高血压病,使其得以及时治疗。

(2)肢体麻木可能与血压增高有关:退休工程师刘某,66岁,患有高血压病10余年。最近他经常感到四肢麻木,老伴以为是受寒让其服用一些治疗风湿的药物,很长时间不见好转。后来女儿陪同他到医院检查,经医生检查后,发现其血压明显上升,高达180/100毫米汞柱(mmHg)。经过降血压治疗,肢体麻木有了明显好转。医生告诉刘某,有的高血压病患者血压升高后,可出现手脚麻木,有的手脚感觉像有蚂蚁爬行一样(医学上称蚁走感)。高血压病患者的肢体麻木往往是脑卒中的先兆。

(3)鼻出血可能与血压增高有关:老张今年65岁。前些天,他的鼻子突然大量出血,当使用所掌握的止血措施均不见效后,急忙被送往医院。医生检查老张的鼻腔,并测量他的血压,发现血压已高达180/100毫米汞柱(mmHg)。经过紧急降血压,同时进行鼻腔填塞治疗后,老张的血压慢慢降低,鼻出血也随之减少,最后完全停止了。医生告诉老张,鼻出血的祸首往往是高血压和动脉硬化。老年人鼻出血与高血压有什么关系呢?医生说,老年人鼻出血有一半是全身性疾病所致,其中包括高血压病。患有高血压病的中老年人,血压升高时,鼻腔血管细小,容易破裂出血;又因动脉硬化,血管弹性差,破裂的血管不易自行闭合,所以出血不易止住。

高血压病患者的鼻出血特点是:出血量较大,而且不容易自行停止。所以,高血压病患者应掌握一些鼻出血的自我止血常识。首先要保持镇静,采取半卧位,不要弯腰或蹲下,否则会使头部血压增高,不利止血。然后用冷毛巾做额部及鼻部冷敷,促进鼻黏膜血管收缩而止血。同时,用手指捏紧鼻翼,对鼻腔前部出血者可起到压迫止血的作用;也可用清洁的纱布条或棉花球堵塞出血的鼻孔。但注意不要蘸上麻黄碱或肾上腺素药物,因为这些药物虽可局部止血,但具有升高血压的作用,会加重高血压病的病情。另外,高血压病患者鼻出血时,如果测量血压比平常血压高,止血的根本办法则应从降低血压着手,可在平时服用降压药物的基础上加服1~2次,具体用药量应视病情酌量,或遵医嘱。

(4)头痛、头晕可能与血压增高有关:头痛、头晕是高血压病最常见的神经系统症状,还可能有颈部扳紧感。晨起头痛大多是由高血压直接引起的,头痛部位可以在后脑、前额、太阳穴(双侧或单侧)。很多患者的头痛在醒后出现,起床后好转一些,当剧烈运动或情绪紧张及疲劳后又有加重;也可有脑中嗡嗡响、耳鸣等症状,高枕卧位时头痛可以减轻,经降压治疗后头痛一般也可减轻。当出现高血压危象或椎-基底动脉供血不足时,可出现与内耳眩晕症相类似的症状。

(5)阳痿可能与血压增高有关:高血压病的病理变化之一是造成小动脉的管腔狭窄,加速动脉硬化的进程。动脉的狭窄可以导致许多器官功能的损害,如脑、肾、心脏等。同理,阴茎的动脉也可以因为血压高而狭窄,导致动脉供血不足,从而降低使阴茎勃起的动脉系统功能,导致阳痿的发生。也就是说,男性性欲减退有可能是高血压病的早期信号。

10. 高血压病需要关注的症状

高血压病的临床表现、轻重程度相差很大。某些患者无自觉症状,即使已发现高血压病的症状,也往往因人、因病情而异。高血压病症状与血压升高程度并无一致的关系,这可能与高级神经功能失调有关。有些人血压不太高,症状却很多;而另一些人血压虽然很高,但症状不明显。但总的说来,高血压病患者需要特别关注头部和心脏部位的症状。

(1)高血压病患者需关注头部症状:头部症状是高血压

病的最早症状之一。大多数高血压病患者在血压升高早期仅有轻微的自觉症状,如头痛、头晕、失眠、耳鸣、烦躁、工作和学习精力不集中并容易出现疲劳等。但随着病情的发展,特别是出现并发症时,上述症状逐渐增多并明显,觉得头脑昏沉沉的,身体活动很不自在或出现颈背部肌肉酸痛、紧张感。当中老年人出现以上头部症状时,一定要想到可能是血压过高引起的,以便及时治疗。

(2)高血压病患者需关注胸闷心慌:当高血压病患者出现心慌、气促、胸闷、心前区疼痛时,表明心脏已受累;出现夜间尿频、多尿,尿液浑浊时,表明肾脏可能受累,肾小动脉发生硬化。如果高血压病患者突然出现神志不清、呼吸深沉不规则、大小便失禁等,提示可能发生脑出血;如果是逐渐出现一侧肢体活动不便、麻木,甚至麻痹,应当怀疑是否有脑血栓形成。另外,常见的症状还包括耳垂出现褶痕、毛细血管搏动、桡动脉出现弦脉及间歇性跛行等。

11. 高血压病可能惹起的祸端

高血压病患者由于持续性动脉高压,引发全身小动脉硬化,从而影响组织器官的血液供应,造成各种严重的后果,发生高血压病的各种并发症。在高血压病的各种并发症中,以心、脑、肾的损害最为显著。

(1)高血压病能引起心脏疾患:由于持续高血压,左室后负荷增强,心肌张力增加,心肌耗氧随之增加,引起心肌供氧量和需氧量之间平衡失调。合并冠状动脉粥样硬化时,冠状动脉供血不足,心肌供氧减少,会出现心绞痛、心肌梗死等。

持续性的动脉高压,增加了心脏负担,形成代偿性左心肥厚。高血压病并发左心室肥厚时,即形成高血压心脏病。该病最终将导致心力衰竭。

(2)高血压病能引起脑中风:脑中风病势凶猛,致死率极高,即使幸存,也大多数致残,是急性脑血管病中最凶猛的一种。高血压病患者血压越高,中风的发生率也越高。高血压病患者都有动脉硬化的病变存在,当脑动脉硬化到一定程度时,再加上一时的激动或过度的兴奋,如愤怒、突发事故、剧烈运动等,使血压急骤升高,脑血管破裂出血,血液便溢入血管周围的脑组织。此时,患者可能立即昏迷,倾跌于地,俗称中风。凡高血压病患者在过度用力、愤怒、情绪激动的诱因下,出现头晕、头痛、恶心、麻木、乏力等症状,都有中风的可能,应立即将患者送往医院检查。

(3)高血压病能引起肾动脉硬化和尿毒症:高血压病患者中合并肾衰竭者约占10%。高血压与肾脏有着密切而复杂的关系,一方面,高血压可引起肾脏损害;另一方面肾脏损害会加重高血压病。高血压与肾脏损害可相互影响,形成恶性循环。急骤发展的高血压病可引起广泛的肾小动脉弥散性病变,导致恶性肾小动脉硬化,从而迅速发展为肾衰竭,出现尿毒症。

(二)高血压的检查

1. 高血压病患者宜定期测血压

高血压病患者在就诊过程中往往被要求做一些常规检

查，而有些高血压病患者不知道这些检查的目的。其实这些检查非常必要，目的是为了明确引起血压异常升高的病因；鉴别原发性与继发性高血压；明确高血压病情严重程度；明确是否存在并发症，如高脂血症、糖尿病、痛风等，以及心、脑、肾并发症，如冠心病、脑中风、肾功能不全等。

据统计，40岁以上者高血压病患病率比40岁以下者高3倍。有以下情况的人要定期检查血压：有高血压病家族史者；每天食盐量超过10克者；超过标准体重20%者；有吸烟史，每天吸20支以上，超过1年者；经常饮高度白酒，每天100克以上者；经常接触噪声、镉等有害因素者；连续口服避孕药物1年以上者。如果要早期发现自己是否患有高血压病，最好的办法就是定期检查身体和测量血压，每年至少4次。

2. 高血压病患者宜定期查眼底

眼底检查是高血压病最常用的检诊方法之一，主要目的是了解小动脉病损情况，以便对高血压病患者分级。例如，视网膜小动脉普遍或局部狭窄表示小动脉中度受损；视网膜出血或渗血，或发生视盘水肿，表示血管损伤程度严重。总之，高血压视网膜病变能反映高血压病的严重程度及客观反映外周小血管病变的损伤程度，眼底检查对临床诊断、治疗及估计预后帮助很大。

3. 高血压病患者宜定期查心脏

高血压对心脏的损害主要为心肌肥厚和冠状动脉改变。

高血压病的预后与所并发的心脏病变严重程度密切相关。高血压心脏病的主要治疗目标是逆转心肌肥厚及冠状动脉病变。资料显示，75%的心力衰竭是由高血压心脏病所致，因此高血压病患者应常检查心脏的情况。

心脏彩色超声检查是目前能较全面反映心脏结构和功能的有效方法，是医院最常用的检查之一。此外，心电图、X线胸片，以及心脏CT、心脏核素扫描等检测的目的也是为确定高血压病患者的心脏功能状况，并判断是否有心脏肥厚，是否存在心肌损伤或合并冠心病等。

4. 高血压病患者宜定期查尿常规

尿常规检查的目的是了解有无早期肾脏损害，高血压是否由肾脏疾患引起等。若尿中有大量蛋白、红细胞、白细胞、管型，则应考虑为慢性肾炎或肾盂肾炎所致的继发性高血压；若仅有少量蛋白、少量红细胞，提示可能是原发性高血压所致的肾损害；若发现尿糖，则须进一步查血糖，以判断是否患糖尿病。为了避免误差，留取尿液标本应使用清洁容器，取清晨第一次尿液并及时送检；女性患者应避开月经期并留中段尿做尿液检查。

5. 高血压病患者自测血压好处多

自测血压是指患者在家中自行或者由家人帮助完成的血压测量。高血压病患者自测血压既简便易行又有益处。自测血压可提供特殊时间的血压水平和变化规律，对帮助医生早期确诊高血压病有重要的参考价值。患者因头痛、头晕到医院就诊时，医生一般都会给患者测量血压，有时可发现患者血压较高。但是，确诊高血压病不能仅靠几次测量值，有的人因一时工作紧张、情绪波动及考试等应激状态造成血压暂时升高，并非真性高血压病。

6. 学习自我测量血压的程序

测量血压虽然是一项简单操作，但也蕴含着不少的学问，应该按照正规的程序进行，避免测量误差。

(1) 准备工作

①环境要求。安静，舒适，注意患者保温。温度不宜过冷过热，室温最好保持在20℃左右。

②受检者要求。上趟厕所，排空膀胱，停止吸烟，精神放松，休息20～30分钟，至少5分钟。如果是在饮酒、咖啡、浓茶后测量，要特别注明。

(2) 测量步骤

①体位正确。可采取坐式或仰卧式，双脚平放，其肘部及前臂舒适地放在与心脏大约平行的位置上。老年人、糖尿病患者及常出现直立性低血压情况者，应同时测立位血压。立位血压测量应在卧位改为站立位2分钟后进行。

②汞柱回零。打开水银开关，使水银柱垂直降到零点。近年根据国际法制计量组织提出的国际建议《血压计修订草案规定》，血压计刻度改毫米汞柱(mmHg)为千帕(kPa)。1千帕(kPa)≈7.5毫米汞柱(mmHg)，标尺上的分度值是0.5千帕(kPa)。目前血压表上有两种刻度，应用时应注意

③放好上臂。脱下衣袖露出一侧上臂,如衣袖单薄宽大,可向上卷至腋窝处,手掌向上,不要捏拳,手臂的高度应相当于心脏的高度。在仰卧位时,右心房的位置大约在床和胸骨水平中间,如果上臂放在床上,将低于心脏右心房水平,因此在仰卧位测量血压时,应该在手臂下面垫一个枕头。坐位时,右心房水平位于胸骨中点或者第四肋水平。第一次测量时应该测量双上肢血压。

④缠绕袖带。在缠血压计气袖时,先将气袖内空气挤出;再缠上臂肘关节上2～3厘米处,袖带要平整,松紧适度,不能太松或太紧,刚好能伸进去2个手指为佳。

⑤放听诊器。在肘窝内侧摸到肱动脉跳动后,将听诊器听头放在肱动脉上,注意不要将听头压在袖带下面。

⑥平稳充气。关紧气门后快速充气,桡动脉脉搏消失后,再加压上升20～30毫米汞柱(mmHg)[2.67～4千帕(kPa)],停止充气。

⑦均匀放气。微开气阀门,使水银缓缓下降,每秒钟下降刻度为4毫米汞柱(mmHg)[0.5千帕(kPa)]。当听到第一声脉搏跳动的声音时为"高压",即收缩压。继续微微放气,水银缓缓下降到水银柱上的某一刻度,声音突然变弱或消失时为"低压",即舒张压。视线应该与水银刻度平行来观察水银柱高度。当心率很慢时,推荐放气速度为每秒2～3毫米汞柱(mmHg)或者每搏2～3毫米汞柱(mmHg)。

⑧重复测量。第一次测量完成后应完全放气,至少等1分钟后,再重复测量1次,取两次的平均值为所得到的血压值。如果两次测量的收缩压或舒张压读数相差大于4毫米汞柱(mmHg)[0.5千帕(kPa)],则间隔2分钟后再次测量,

然后取3次读数的平均值。

⑨复零关闭。整理好袖带、听诊器,把水银柱恢复至零点关闭,以备再用。

(3)注意事项

①打气时看袖带是否从旁鼓出,若鼓出应重新缠紧,以免产生误差。

②对脑血管意外偏瘫患者,应在健侧上肢测量。因患肢血管可能不正常,以致血压测量不准确。

③初诊患者应根据病情分别测左右两侧上肢血压,以作对照。初次被测者血压数值如果很高,应休息1小时再测。青年高血压患者可测量上下肢血压以便比较。

7. 高血压病患者宜选择测血压时间

医生通过24小时动态血压监测发现,人的血压每天有两个高峰期,即早6~8时和晚17~20时,波动在30~50毫米汞柱(mmHg)。部分早期高血压病患者血压有可能仅在高峰期高于正常值。因为这两个高峰期正好避开日常门诊的时间,所以易造成漏诊。高血压病患者自测血压最好在早6~8时和晚17~20时,测前应休息5分钟,避免情绪激动、劳累、吸烟、憋尿;每次测量2遍,间隔1分钟,取2次的平均值。患者刚开始服用降压药或调整降压药种类和剂量时,应连续测量3天的血压,以后须每周测2~3天。如出现头晕、头痛、头胀等症状应及时补测。

8. 高血压病患者不要用感觉估计血压

高血压病患者症状的轻重与血压高低程度不一定成正比，有些患者血压很高，却没有症状；相反，有些患者血压仅轻度升高，症状却很明显。这是因为每个人对血压升高的耐受性不同，而且脏器损害程度有时候与血压高低也不一定完全吻合。因此，凭自我感觉来估计血压的高低而使用药物往往是错误的，也容易延误治疗。正确的做法是定期主动测量血压，每周至少测量2次，然后再科学使用药物。

9. 去医院量血压要防"白大衣现象"

白大衣高血压，是指患者仅在诊室内测得血压升高而诊室外血压正常的现象，又称诊所高血压。如果患者在医院测血压高于正常标准，而24小时平均血压正常，则可诊断为白大衣高血压。患者可采用以下几种方法消除"白大衣高血压"和"血压不安症"。

（1）精神放松法：被测者充分休息，尽量放松，候诊时可以看看书、听听音乐等，不要老想着："血压高了可怎么办？"

（2）注意转移法：先和患者聊聊天，话话家常，转移一下患者注意力，再给测量血压。如果遇上医生护士"一副冷面、二话不说、三下量完、四句走人"，血压不高才怪呢。

（3）重复测量法：如果血压高，可以换个环境或再换个时间多测量几次，取其平均值。

（4）诊所自测法：在诊所也可以由患者家属或患者自己

测量血压。

(5)动态血压法:诊室血压与动态血压结果不同时应想到可能是白大衣高血压。使用全自动血压记录仪监测24小时动态血压,应以动态血压测量作为诊断依据。

(三)高血压的防治

1. 高血压患者是否可以结婚

患高血压的青年人[血压在 140/90 毫米汞柱(mmHg)或以上]是否可以结婚,这是病人本身及其父母最为关心的问题。一般来说,在患者高血压青年的婚事上可以采取以下对策:首先请医生找出高血压的病根,倘若是由于一些疾病所引起的高血压,如肾动脉狭窄、慢性肾炎、多囊肾、嗜铬细胞瘤、肾上腺皮质功能亢进症、甲状腺功能亢进症等疾病所引起,那么应该彻底治愈这些疾病后再结婚,否则会因婚事的劳累或婚后的生活而加重病情。但是,在这些疾病中,有许多病是不容易彻底治愈的,如肾炎、多囊肾等,至少要等疾病稳定后再结婚。若经过医生的反复详细检查,难以明确疾病性因素的高血压患者,而且在短期内也不可能使血压恢复正常的患者,只要血压不太高,症状不太严重,在坚持用药的情况下还是可以结婚的,但在婚前不能过度劳累与兴奋,以防血压继续升高。血压高的人结婚以后,有的人由于新婚后心情舒畅,血压可能反会趋向正常。相反,有的人由于新婚疲劳,特别是频繁的房事,神经系统经常处于兴奋状态,血压会继续上升。所以,新婚后特别要注意在短期内调节好自己的生活规律,这样才不至于使病情发展。

2. 高血压病患者房事注意事项

科学的房事活动可以防治多种疾病,尤其是情志及性疾病、心血管疾病,如抑郁、焦虑、烦躁易怒、神经性头痛、月经不调、痛经等。对于1期高血压病患者,没有必要禁止性生活,每1~2周可进行1次性生活。但在房事时应避免过分激动,房事动作不可过于激烈,房事时间不宜太久,房事次数要予以控制,要避免在酒后、饱食、饱饮后房事,避免房事时的憋气动作。

2期高血压病患者,在房事时血压可上升,如果平时基础血压值就高,性生活时血压上升也就更高;如果不在药物保护下有节制地进行性生活,就有可能诱发高血压危象或脑血管意外。每次性生活之前可先服1次降压药,房事次数以每2~4周1次为宜,更应避免激烈、长时间的性生活。在性生活过程中出现头痛、头晕、心慌、气急等症状时应暂停之,不可勉强,应卧床休息,并及时增服1次有效的降血压药。对于3期高血压病患者,因伴有明显的心、脑、肾并发症,血压持续较高,难以下降,应停止性生活,可用爱抚来代替房事。

以上主要是针对男性高血压病患者而言,而女性高血压病患者的性生活问题则有所不同。由于女性在性生活中体力消耗比男性少,血压上升的幅度也比男性低,所以,1期高血压病女患者可以和健康人一样过性生活,2期高血压病女患者可以有节制地过性生活,3期高血压病女患者可以在药物保护下有节制地过性生活;只是房事时不宜过度兴奋,不一定要达到高潮,以免血压过度增高发生意外。

3. 每天梳头有利于血压稳定

梳头可促进头部血液循环,起到疏通经脉、流畅气血、调节大脑神经、刺激皮下腺体分泌、增加发根血流量、减缓头发早衰的作用,并有利于头皮屑和油腻的清除。此外,梳头还能保持头脑清醒,解除疲劳。梳头对治疗眩晕、失眠、高血压、动脉粥样硬化等疾病也有较好的疗效。梳头方法是每天早、中、晚各梳1次,用力适中,将头皮梳理一遍,每次2~3分钟;亦可用梳子反复梳头后再用木梳齿轻轻叩打头皮3~5分钟,最后再梳理一遍。若能结合头部穴位和疼痛部位叩打,则效果更佳。梳头还有利于治疗血管性头痛、偏头痛和眼病等。

4. 高血压病居室要强调一通二温三静

生活起居与高血压病的发生、发展及预后有着十分密切的关系。因此,要求高血压病患者寓健康长寿于日常生活起居之中,在生活起居中探索健康长寿的真谛,通过自然的方法来达到防病、治病的目的;要求高血压病患者科学地安排每天的工作与生活,注意日常起居的保健,提高药物降压的效果。良好的生活方式对轻型高血压病患者具有肯定的降压作用,对严重的高血压病患者会提高使用药物的疗效。高血压病居室要强调一通、二温、三静。

(1)居室通风:现代住宅的封闭日趋严密,新鲜空气的补充应引起人们的重视。通风换气应根据房间条件与环境气温情况灵活掌握,如夏天门窗要经常打开,冬天则应轮流开窗。

(2)温度和湿度:高血压病患者的居室宜保持适宜的温度,一般应在16℃~24℃,夏季可提高到21℃~32℃。室内湿度以50%~60%为佳,冬季最好不低于35%,夏季不高于70%。湿度过高时可加强通风,以降低湿度;湿度过低可喷雾洒水;冬季可在室内烧开水让热气蒸发,提高室内湿度。室内良好的通风、新鲜的空气可使患者心情舒畅,解除精神紧张。

(3)居室清静:科学研究证实,长期居住在噪声较大的环境下的人易患高血压病,所以高血压病患者的居室宜清静。噪声过大,会给患者带来烦恼,使其精神紧张,损害神经系统和心脑血管的功能,导致血压升高。居室内消除与减轻外界噪声污染的方法有:一是经常注意检修门窗,防止关闭时自缝隙传入噪声;二是设置窗帘。

5. 居室色彩影响人的血压高低

色彩对血压有非常大的影响,须加以重视。高血压病患者不论色调的冷暖,都要以浅淡为宜,浅淡柔和的色调能给人以宁静、和谐、舒适的感觉。颜色过多或杂乱无章,往往会导致人们过度兴奋、烦躁,易引起人与人之间的争执。不同颜色的心理作用是不一样的。

（1）红色：红色能刺激和兴奋神经系统，增加肾上腺分泌和促进血液循环，使人兴奋、暴躁，甚至心率加快和血压升高。接触红色过多，会使人产生焦虑情绪。

（2）黄色：黄色能促进消化，改善神经和内分泌系统，而金黄色却易造成不稳定的情绪。

（3）蓝色：蓝色能使人产生凉爽、轻快的感觉，进而使人平静、放松，有助于减缓脉率和呼吸，降低血压，对发热患者有退热作用。

（4）绿色：绿色不但有助于消化，而且能起到镇静和松弛神经的作用，能帮助人消除疲劳和安定情绪。

（5）紫色：紫色能维持体内钾的平衡，促进机体放松，尤其可使妊娠女性情绪安定。

（6）白色：白色能使人心情舒适和镇静，有助于人体健康。

（7）青色：青色使人产生亲切、朴实、舒适、客观、柔和的感觉。因此，高血压病患者应以浅蓝、浅绿或淡青白的颜色为宜。

6. 高血压病患者宜谨慎行冷水浴

所谓冷水浴，就是用5℃～20℃的冷水洗澡，秋季的自然水温正是在这一范围内。当身体受到冷水刺激时，皮肤的血管会急剧收缩，大量血液流向身体内部器官，使内脏血液增加。为了抵御寒冷，皮肤血管又会很快扩张，大量血液又流向体表，使皮肤变红。血管的一缩一张会使其弹性增强。所以，有人称冷水浴对轻度高血压病有降低血压的作用。

实践也证明,冷水浴有助于预防高血压病,它能促使物质代谢正常,减少脂肪堆积和胆固醇在血管壁上沉积,防止动脉硬化。但需要说明的是,冷水浴只适合于健康人群和早期高血压病患者,而且冷水浴者要根据自身的情况量力而行,从夏入秋,循序渐进,不可间断。冷水浴包括:冷水擦身、冷水淋浴、冷水浸身、冬泳。冷水擦身一般不超过5分钟;冷水淋浴,当水温为15℃左右时淋浴时间以2分钟为宜;冷水浸浴,要视水温而定。秋后的冷水浴,要充分做好准备活动,先使身体发热;浴后应立即用干毛巾擦干身体,穿衣保暖,或稍做些活动,促进全身血液循环,以使暖流全身,轻松舒适,有精神焕发之感。切勿在饥饿时或饱餐后进行冷水浴。对于中度或重度高血压病患者来说,禁忌使用冷水浴健身。

7. 高血压病患者洗浴不当容易诱发猝死

有高血压病的患者在洗澡中容易诱发猝死。在医院的脑血管病区可以经常见到这样的患者,他们在洗澡过程中发生了脑出血。随着生活水平的提高,不少中老年人喜欢泡热水澡。专家认为泡热水澡的时间不宜过长。因为澡堂内的高温会使患有高血压、动脉硬化、冠心病的老年人,极易发生脑出血和心肌梗死。因此,患有高血压病的患者洗澡时间不宜过长,且水温不要过高。

过热、过凉的水都会刺激皮肤感受器,引起周围血管的舒缩,进而影响血压。故每日早晚洗漱时,宜用30℃～35℃的温水洗脸、漱口。高血压病患者每周至少洗澡1次,水温不可过热或过凉,以免刺激皮肤细小血管的舒缩,进而影响血压。另外,要特别注意安全,少到大浴池中洗澡,以防止跌倒;洗澡浸泡时间不要过长,否则会诱发中风。

8. 高血压病患者睡眠的两点注意

充足良好的睡眠是保证高血压病患者心身健康的重要因素。睡眠是大脑运动的休整期,是身体能量的聚积期,是身体健康的一个保证。虽说不同的人睡眠时间存在着明显的个体差异,但都要以醒来全身舒适、疲劳消除、精力恢复为准,并根据季节进行有规律的调节:春夏迟睡早起,秋日早睡早起,冬日早睡迟起,每天睡眠都不少于8小时。除此以外,高血压病患者还要注意以下几点宜与忌。

(1)睡眠充足:高血压病患者每天要保证充足的睡眠,一般为7~8小时,老年人可适当减少至6~7小时。研究表明,午饭后小睡30~60分钟,有利于机体放松;高血压病患者午后小睡片刻,可以减少脑出血发生的几率。无条件睡时,可坐在沙发上闭目养神或静坐,有利于降血压。夜晚入睡前闭目静坐一会儿,自然入睡。晚上不要看刺激性的影视片、书刊或做剧烈活动,尽量不要养成依赖安眠药入睡的习惯。

(2)睡醒时起床宜缓:清晨是高血压病患者脑中风的多发时刻,而最危险的时刻是刚醒来的一刹那。因此,早晨醒来的第一件事不是仓促穿衣,而是仰卧5~10分钟,进行心前区和头部按摩,做深呼吸、打哈欠、伸懒腰、活动四肢,然后慢慢坐起,再缓缓下床。起床后及时喝一杯开水,以稀释因睡眠时人体代谢等而变稠的血液,使血液循环阻力下降。

9. 具有降血压作用的药枕方

将具有降血压作用的植物的花、叶、子、皮等，做成枕芯，缝在枕头中，每晚枕它睡觉，可以防治高血压病。高血压病患者在坚持服用降血压药的同时辅以药枕疗法，专家认为会达到平稳降血压的效果。人们最常用的荞麦皮枕也属药枕之列，因其性味甘平寒，所以去头火和清热毒的作用尤强，常年枕用，自然可收到清头火、解热毒和降血压等效果。总而言之，综合治疗比单一治疗功效好，在坚持服药的同时，你不妨试试药枕疗法。以下介绍可采用的药枕方。

决明白菊枕

【组　成】　石决明、杭白菊、玫瑰花各适量。

【制　法】　将上述具有平肝潜阳、重镇安神的中药，混合均匀制成。

【用　法】　睡时枕于头部，使药物通过刺激"大椎"、"风池"等穴位达到降血压之功效。

矾菊枕

【组　成】　白矾300克，杭白菊、夏枯草各250克。

【制　法】　将上述药粉碎、掺匀制成。

【用　法】　睡时枕于头部。

霜石磁菊枕

【组　成】　霜桑叶、生石膏、磁石、野菊花、青木香、白芍各适量。

【制　法】　上述药物粉碎,混匀制成。

【用　法】　保证每昼夜使用时间在7小时左右,这样降血压效果更明显。

桑菊枕

【组　成】　野菊花、山杭白菊、霜桑叶各250克,冰片25克,红花50克。

【制　法】　上述药物混合粉碎后滴入薄荷水30毫升,制成。

【用　法】　每昼夜坚持枕7小时,不用时最好用塑料袋密封。

白菊花枕

【组　成】　白菊花120克。

【制　法】　将白菊花冲洗干净,晒干,装进小纱布袋里,再缝进枕头当中。

【用　法】　每晚枕之睡觉。适用于高血压兼头痛。

晚蚕沙枕

【组　成】　晚蚕沙(即家蚕屎)120克。

【制　法】　将药物晒干,装进小纱布袋里,再缝进枕头当中。

【用　法】　每晚枕之睡觉。适用于高血压病、结膜炎，有明目作用。

茶叶枕

【组　成】　茶叶300~400克。
【制　法】　将用过的茶叶，洗净晒干，做成小睡枕。
【用　法】　长期枕之，可预防高血压病。

10. 高血压病患者排便时用力大可致猝死

高血压病患者排便时急躁、屏气用力，可使血压升高，有诱发脑出血的危险。高血压病患者宜坐便，这样可持久，而蹲位易疲劳。大便秘结有害身体健康，因此最好每天排便，养成每天定时排便的习惯。有便秘的人千万不要将便秘视为小事而抱无所谓的态度。我们已经知道便秘可致高血压病患者猝死，对人体的健康有百害而无一利，那么有没有保持肠道通畅的办法呢？

(1)饮水跑步通便法：中老年人每天早晨起床后，先饮1杯白开水，再去跑步。每天慢跑30分钟，有利于中老年人防治便秘，治疗疾病，强身健体。中老年人应每周最少做1次出汗运动，如跑步、体操等。

(2)按摩通便法：按摩是防治中老年人便秘的有效方法之一。中老年人要坚持每晚用热水洗脚，洗脚之后，可自我按摩足心，或每天睡觉前自我按摩腹部，可达到防治便秘的效果。

(3)饮食调养通便法：常吃富含纤维素的食物，如粗杂粮、薯类、芝麻、梨、蔬菜及水果等，纤维素是最佳的清肠通便剂，它在肠道内可吸附毒素，促进肠蠕动。常吃排毒食物，如黑木耳、绿豆汤、猪血、海藻类（对放射性物质有特殊亲和力）、绿茶、蔬菜及水果等，可以缓解便秘。

(4)食用蜂蜜通便法：蜂蜜能润燥清肠，适宜于肠燥便秘者食用。《实用经效单方》中曾介绍："一男子，61岁，左半身不遂，大便秘结，卧床已半年。以蜂蜜180克，黑芝麻30克研烂，调和，蒸熟，1日2次，当点心吃。半月后，大便恢复正常，3个月后能起床，半年后，恢复如常。"

(5)服用药物通便法：常饮大黄液者比不饮者寿命长10～30年。大黄的泻下作用足以消除肠道内的有毒物质。大黄可"荡涤肠胃，推陈出新，通利水谷，调中化食，安和五脏"。对于中老年人的顽固性便秘，应在医生的指导下服药治疗。

11. 长久站立容易使人血压升高

在自然条件下，四足类动物很难染上高血压病，而人和猿猴却例外。人体血管的应力反应是有一定限度的，如果一昼夜直立时间超过16小时，动脉血管的应力反应就会加大心脏负荷。人的一生中，这种应力反应的机制是逐渐形成的，与年龄呈正比关系。当这种应力反应机制调节功能因长期紧张而失控时，就有可能发生高血压病。因此，既要主张每天有一定的运动量，也要提倡保证一定时间的静坐和平卧休息。人们躺下休息，不仅仅是为恢复体力和脑力，也是为了让血管张力得到休息。高血压病患者直立时间每天不要超过 16 小时，休息时可采用卧位，哪怕是 5～10 分钟也是有益的。坐位时可把双腿抬高，增加回心血量，每次 15～20 分钟，这对长期从事站立或行走工作的高血压病患者很有好处。

12. 高血压病患者过度疲劳易中风

某单位中年骨干老李，中午正趴在办公室的桌子上休息，突然，他觉得一阵天旋地转，从座位上头着地跌倒在办公室的地板上。此时，老李脸色苍白。同事见状后，赶紧拨打急救中心的电话，并将他送往医院进行抢救，医院确诊为脑中风。据老李的家人介绍，老李本身患有高血压病，而且凌晨早起，为的就是能准时收看世界杯的决赛。由于熬夜和过度兴奋，看完球赛直播电视后就已经觉得头晕，并且浑身无力，但是因为要上班，所以一直硬撑到了中午。后来接诊的医生说，过度疲劳是高血压病患者的最大敌人之一，过度疲劳的高血压病患者往往是脑中风的后备军。

13. 血压往往随着季节而变化

血压随四季更替而有所变化，一般表现为冬季血压升高而夏季血压较低的趋势。一般冬季要比夏季收缩压高 12 毫米汞柱（mmHg），舒张压高 6 毫米汞柱（mmHg）。冬天寒冷，人体内的肾上腺素水平升高，体表血管收缩以减少热能的散发，同时肾上腺素又能使心率加快、心排血量增加，这几方面都会导致血压升高。有证据表明气温每降低1℃,收缩压升高1.3毫米汞柱(mmHg),舒张压升高0.6毫米汞柱(mmHg)。夏天炎热,体表血管舒张,阻力下降,血流增加,同时也由于夏天人体出汗、血容量下降等原因使得血压下降。有些高血压患者在冬天常会因寒冷刺激,导致血压急剧上升而发生脑卒中;而另外一些高血压患者在夏天由于没有适当调整降压药物而发生低血压现象。

14. 高血压病患者应注意季节交替

晚秋乍寒,中风尾随。来年早春,春寒料峭时,它又卷土重来。于是关于中风,便有"男多在晚秋,女多在早春"的经验之谈。姑且不说中风是否真的有这样的男女之别,但大约80%的中风集中于这两个季节却是事实。医学科研人员在研究时发现,晚秋和早春之所以多发中风,主要是与寒冷天气频频出现有关,而且多在气温骤降的72小时内。所以,患高血压病的人应了解季节与中风的关系,注意寒冷天气,及时防寒、服药,防止脑中风发生。因为高血压病患者以中老年人居多,他们对环境温度变化的适应性较差,当遇到寒冷刺激时,体内肾上腺分泌增强,而肾上腺素增多会使血管收缩,引起血压明显上升。每当寒流过境、天气降温之时,便是中风的多发之日。因此,在冬春季节交替期间,高血压病患者要做好防寒保暖。

15. 气急暴怒可致高血压病患者突然死亡

暴怒是由于某种目的和愿望不能达到,逐渐加深紧张状态,终于发怒,可表现为暴跳如雷,拍桌大骂,拳打脚踢,伤杀人畜,毁坏器物。轻者会肝气郁滞,食欲减退;重者会出现面色苍白,四肢发抖,甚至晕厥死亡。当然,若是轻度的发怒,不会对身心健康造成大的影响,而且有利于压抑情绪的抒发,有益于健康,但是什么事情都有个度。高血压病患者遇事首先要冷静,因为大怒常常是不能冷静思考的结果。只有冷静,才能积极思考,想出对策,圆满解决问题。大怒于事无益,只能招来灾祸,尤其是对于高血压病患者,要知道气急暴怒是脑中风的重要诱因之一。因暴怒而突然死亡的高血压病患者不在少数。

16. 舒缓悠扬的音乐可使血压下降

舒缓悠扬的乐曲容易使人恢复或保持平静,能够起到降低血压和肾上腺激素水平的作用。有科研人员对40名心脏病和高血压病患者及20名身体健康者进行医学测试。医学家让他们听各种不同曲调且均具有舒缓作用的音乐,并分别进行各种测试,结果发现,受试者在接受音乐疗法前后的血压和心电图检查结果均有所不同,但都使高血压病患者血压下降。当然,高血压患者尽量不要听旋律快速的舞曲或节奏强烈的进行曲。

17. 观看刺激性强的比赛能升高血压

生活中,经常有重度高血压病患者因观看一场精彩激烈的球赛致过度兴奋而猝死的例证。具体来说,高血压病患者应该从以下几个方面加以注意：

（1）患血压较高的2、3期患者，一般不宜参加或观看各种刺激性强的精彩比赛活动。

（2）必须参加时，最好在平时服药的基础上适当增加服药次数及剂量，如平时服用不良反应小的西药或中西医结合复方制剂，外出参加活动时可加服硝苯地平（心痛定），或者适当加服地西泮等镇静药。

（3）要学会不论在任何场合，都保持镇定而乐观的情绪。

（4）随身携带急救药品，并有同事或亲友伴随。

（5）活动时间不宜过长。

18. 具有降低血压的二十四种食物

（1）西瓜：利尿降压，减少胆固醇沉积。中医学认为，西瓜具有清暑、解渴、利尿的功效。医学研究证明：西瓜汁含有蛋白酶，可把不溶性蛋白质转变为可溶性蛋白质，所含糖苷具有降低血压的作用。西瓜皮（又称西瓜翠衣）性味甘凉，有促进人体新陈代谢、减少胆固醇沉积、软化及扩张血管的功能。民间也常用西瓜治疗高血压病的验方：如西瓜翠衣、草决明子各9克，治高血压。凡高血压病、心血管病患者，在西瓜应市期间，最好每天食之，尤其在炎热的天气，可以西瓜代茶，持续食用，疗效自显。需要注意的是，西瓜虽有消暑解渴、治疗多种疾病之功效，但也不可一次吃得过多，以免损伤脾胃。

（2）西红柿：止血、降血压、降低胆固醇。西红柿有显著的止血、降血压、降低胆固醇作用，可阻止人体动脉硬化，防治冠心病、高血压,还可治疗多种疾病。西红柿中的烟酸能维持胃液的正常分泌,促进红细胞的形成,有利于保持血管壁的弹性。所以,众多营养学家皆主张高血压病患者食用西红柿防治动脉硬化。另外,西红柿还含有一种叫果胶的食物纤维,有预防便秘的作用,这一点对于高血压病患者也尤为重要。民间的具体食疗方法为:每日早晨生吃鲜西红柿1个,15日为1个疗程,对辅助治疗高血压病、眼底出血有一定的疗效。

(3)海带:减少胆固醇的吸收,降低血压。海带被喻为人体肠道中的"清道夫"。过去人们只是认为海带含碘量高,对因缺碘而致的甲状腺肿及克汀病有效。目前已发现海带还有其他药用价值。现代药理研究证实:海带中的褐氨酸有降血压作用,其所含的大量不饱和脂肪酸,能清除附着在血管壁上的胆固醇;海带中的膳食纤维,能调顺肠胃,促进胆固醇排泄,控制胆固醇吸收,可有效地防止便秘的发生。海带中的钙也有助于减少胆固醇的吸收,从而降低血压。

(4)芹菜:降压蔬菜第一号。芹菜是一种具有特殊味道的蔬菜,它不仅是一种家常蔬菜,同时还有一定的药理作用,具有降压、安神、镇静的功效,对于治疗高血压病具有一定疗效。通常人们只是食用它的茎部,而把叶子和根都丢掉。其实芹菜的根、茎、叶和子都可以当药用,故有人将其称为"厨房里的药物",还有的人将其称为"药芹"。它含有丰富的维生素和食物纤维,有降低血清胆固醇、促进体内废物排泄、净化血液等作用。由于芹菜的钙、磷含量较高,所以具有一定镇静和保护血管的作用。常吃芹菜,尤其是吃芹菜叶,对预防高血压、动脉硬化等都十分有益,有辅助治疗的作用。

(5)马兰头:适用于高血压病眼底出血。在江南的早春市场上,马兰头是经常出现的一种报春佳蔬。江南人喜爱马兰头,不光是为时令尝鲜,更重要的是它具有治病的功效。马兰头营养丰富,鲜马兰头中含有丰富的蛋白质、脂肪、糖类、铁、钙、磷、钾,以及维生素A、维生素C等。中医学认为:马兰头性凉味辛,无毒,具有清热解毒、凉血止血、利尿消肿的功效,适用于高血压病眼底出血、头部胀痛。由于马兰头属野生佳蔬,抗病虫性强,无需施肥料、农药,故不受农药污染,实乃高血压病患者难得的天然保健食物。具体方法为:用马兰头30克,生地黄15克,水煎服用,每日2次,10日为1个疗程。

(6)香菇:宜于高血压病伴高脂血症患者。香菇是对人体健康最有益的食物之一,可调治体虚食少、小便频数、小儿体虚痘疹难出,并能增强免疫功能。动脉硬化、糖尿病、肿瘤患者食之均有益。由于香菇能降低血脂,降低胆固醇,所以对高血压病伴高脂血症患者尤为适用。香菇中富含有益于高血压病患者的营养素,每百克香菇中,含蛋白质37克,磷415毫克,钙124毫克,铁25.3毫克,还含有多种氨基酸和维生素,对增强人体健康有明显功效。但也应注意,生活中毒菇易与其混淆,食用时应仔细鉴别。民间应用香菇辅助治疗高血压病的具体方法为:香菇100克,水煎服,每次150毫升,日服3次。

发好的香菇要放在冰箱里冷藏才不会损失营养。泡发香菇的水不要丢弃,很多营养物质都溶在水中。长得特别大的鲜香菇不要吃,因为它们多是用激素催肥的,大量食用可对机体造成不良影响。

（7）木耳：防动脉硬化，降血压。黑木耳常食有滋补强壮、开胃益气的功效，对月经过多、大便出血、崩中漏下、痔疮出血、高血压、血管硬化、便秘等有防治效果。美国科学家实验证实，黑木耳能减少血液凝块，有防止动脉粥样硬化的作用。用清水浸泡黑木耳一夜后于笼屉上蒸1～2小时，再加入适量冰糖，每天服用可辅助治疗高血压病、血管硬化等；或木耳10克，糖少许，或加柿饼50克，同煮烂食之，能够辅助治疗高血压病。

（8）生姜：防止血液凝集。生姜辛温，有发汗、温胃、逐寒邪作用；炮姜性涩、温，有止血作用；干姜辛热，有温中散寒、除脾胃虚寒作用。科学家通过对生姜药用价值的不断研究发现，它还有抑制人体胆固醇合成及吸收的作用，可以防止血液凝集，从而在一定程度上防止高血压病的发生。但生姜不可一次食用过多，因姜中所含姜辣素经肾脏排出体外，会刺激肾脏，并可引起口干、喉痛、便秘等症状。姜由于保管不当会变质、腐烂，此时会产生一种危害肝细胞的黄樟素，损害肝脏，所以，变质、腐烂的姜不可食用。

（9）胡萝卜：对高血压病有预防作用。胡萝卜含胡萝卜素，营养价值高，民间常将其作为食疗入药。胡萝卜内含槲皮素、山柰酚，可增加冠状动脉血流量，降低血压、血脂，促进肾上腺素合成，对高血压病有预防作用。胡萝卜素和维生素A是脂溶性物质，故胡萝卜不宜生吃，应用油炒熟或和肉类一起炖煮后再食用，以利吸收。也不要过量食用，大量摄入胡萝卜素会令皮肤的色素产生变化，变成橙黄色。高血压病患者的具体食用方法为：胡萝卜适量，绞取鲜汁，每次饮120克，每日3次。

(10)菠菜:对高血压病患者便秘有效。中医学认为,菠菜性甘凉,能养血、止血、敛阴、润燥,长于清理人体肠胃的热毒。菠菜被喻为清热通便的常青菜,富含蛋白质、纤维素、蔗糖、葡萄糖、果糖和B族维生素、维生素C、维生素D、维生素K、维生素P,可作为治疗高血压病的药用食物。据有关科研人员发现,高血压病患者饮用菠菜提取液后,发现具有"强力抗氧化活性效果",可使其抗氧化能力提升20%,这相当于摄取1250毫克的维生素C。而抗氧化剂维生素C可防御机体细胞膜遭遇氧化破坏并可清除体内氧自由基等代谢"垃圾废物",从而达到防范或减少由于内脏沉积"褐脂素"而导致脏器的退行性老化和血管硬化的作用,达到防治高血压病的目的。

临床医生提示:高血压病患者如果便秘、头痛、面赤、目眩时,可以将新鲜菠菜250克,用开水烫熟,用食盐、油拌好,每日2次,连续服用10日,可起到一定的治疗作用。但需要注意的是:菠菜含草酸较多,与含钙丰富的食物(如豆腐)共烹,可形成草酸钙,既不利于人体对食物钙的吸收,又有害于胃肠消化,所以需要在加工前先用水焯,以去掉草酸。另外,肾病伴有高血压者、脾虚泄泻患者不宜多食用菠菜。

(11)芥菜:对高血压眼底出血有效。中医学认为,芥菜能利尿除湿,因其性热,故还可温脾暖胃。芥菜含有大量的维生素C,是活性很强的还原物质,参与机体重要的氧化还原过程,能增加大脑中氧含量,激发大脑对氧的利用,有醒脑提神、解除疲劳的作用。芥菜其全身可以入药,含有降低血压的有效成分。但腹泻者不宜多食;病后初愈、体虚者应慎食;高血压病患者不宜食用盐淹芥菜。高血压眼底出血,可以用芥菜花15克,墨旱莲12克,用水煎服,每日3次,15日为1个疗程。

(12)苹果:减缓动脉硬化过程,预防高血压。苹果是老幼皆宜的水果之一。西方谚语:"一天一苹果,医生远离我。"也从一个侧面反映出苹果的营养价值和医疗价值。所以,苹果被越来越多的人称为"大夫第一药"。

苹果是高血压病和肾炎水肿患者的"健康之友"。锌是与记忆力息息相关的必不可少的元素,而苹果含锌最多,对增强记忆力有特殊作用,故苹果有"记忆果"之称。苹果能提高肝脏的解毒能力,降低血脂含量,减缓老人动脉硬化过程,有效地预防高血压病和冠心病。苹果富含钾、纤维素和果酸,有利于体内钠和钙盐的排泄,因而也就能有效地防治高血压。除此之外,苹果还含有极为丰富的果胶,能降低血液中胆固醇的浓度,还具有防止脂肪聚集的作用。有报道指出,每天吃1~2个苹果的人,其血液中的胆固醇含量可降低10%以上。苹果中的这些成分皆有利于高血压病患者。

(13)茄子:可使血液中胆固醇水平不致增高。茄子含有丰富的营养物质,含有多种维生素。常吃茄子,可使血液中胆固醇水平不致增高,并能提高微血管抵抗力,因而具有很好的保护心血管的功能,医生把以食用茄子降低胆固醇列为首选。因此,患高血压病或胆固醇高者,经常吃些茄子,对健康十分有益。尤其是紫茄子富含维生素P,可改善微血管脆性,防止小血管出血,对高血压、动脉硬化、咯血、紫斑及维生素C缺乏症患者均有一定的防治作用。但有慢性腹泻、消化不良者,不宜多食。具体食疗方法为:茄子1个,洗净后切开放在碗内,加油、食盐少许,隔水蒸熟食用,每日1次。此方对高血压病、便秘有一定的辅助治疗作用。

(14)香蕉：含有抑制血压升高的物质。香蕉能为人体提供降低血压的钾离子，而能升压和损伤血管的钠离子含量很低。尿钾上升，血压下降，特别是在原发性高血压中，钾对血压的影响比钠离子更大，限钠增钾，对防治原发性高血压及脑出血有明显针对性。国外科学家从香蕉中发现一种能抑制血压升高的物质——血管紧张素转化酶抑制物质。因此，经常食用香蕉，或香蕉皮50克，煎水服，对防治高血压病有益。但需要指出的是香蕉虽好，每天只能吃2个，多吃则不利于人体健康，尤其是脾胃虚寒的人。

(15)梨：有滋阴清热作用，可促使血压下降。中医所说肝阳上亢或肝火上炎型高血压病患者，经常食之，可起到滋阴清热，促使血压下降的作用，能够使头昏目眩减轻，耳鸣心悸好转。梨还有其他治疗作用。生梨加蜂蜜煮熟对咳嗽有良好的治疗效果；对结核病的痊愈可起到一定的促进作用；冰糖炖梨，可清肺热、疗哮喘、润咽喉，对治疗慢性咽炎有一定的疗效。梨虽说甜而味美，但也不可多食，由于其性味寒凉，不适合于脾胃虚寒的人食用。如果食用过多，不但对身体无益，还会使病情加重。对于患有便溏泄泻、脘腹冷痛之人更不宜食用。还需要说明的是：梨不可与开水同用，因为梨性甘寒冷利，吃梨喝开水，必致腹泻，这是因为一冷一热刺激肠道的缘故。民间也有食梨饮热开水，必峻泻。《本草纲目》有："梨甘寒，多食成冷痢"的说法。所以，生活中吃梨还是要尽量避开同时喝开水。

(16)猕猴桃：可降低血液胆固醇及三酰甘油水平。中医学认为，猕猴桃性味酸、甘、寒，无毒，有清热、利尿、散瘀、活血、催乳、消炎等功能。现代营养学认为,猕猴桃富含维生素C,是目前世界上所有水果中维生素C含量最高的果品。同时药理研究表明,猕猴桃鲜果及其果汁制品不但能补充人体营养,而且可降低血液胆固醇及三酰甘油水平,对高血压、冠心病有较为明显的食疗作用。

需要提醒的是猕猴桃性质寒凉,脾胃功能较弱的人不宜食用过多,过量食用会导致腹痛、腹泻,所以每次应少食。猕猴桃中维生素C含量较高,易与奶制品中的蛋白质凝结成块,不但影响消化吸收,还会使人出现腹胀、腹痛、腹泻。故食用猕猴桃后不要马上喝牛奶或吃乳制品。

(17)柠檬:防止血小板的凝集。柠檬原产于东南亚,由阿拉伯人带往欧洲,15世纪时才在意大利热纳亚开始种植,1494年在亚速尔群岛出现。由于它富含维生素C,因而解决了西方人远程航海致命的问题——维生素C缺乏症。英国海军也曾用柠檬以补充维生素C。中医学认为,柠檬性平、味酸,能止咳化痰、生津健脾。现代医学认为,柠檬含有蛋白质、柠檬酸和无机盐等,还含有丰富的芦丁,可减少血中胆固醇的含量,预防动脉硬化。柠檬中的柠檬酸与钙离子结合形成一种可溶性的物质,可以减弱钙离子的凝血作用,防止血小板的凝集,从而起到预防高血压病和心肌梗死的作用。具体方法为:鲜柠檬(切开)1只,荸荠10只,水煎服,可以辅助治疗高血压病引起的水肿。

(18)山楂:有降低血压和强心作用。中医学认为,食用山楂能消积食,破瘀血,止泻痢,解毒化痰,散结消胀。现代药理学研究,山楂还有加强和调节心肌、增加冠脉血流量,降低血清胆固醇、利尿、镇静、扩张血管,降低血压和强心作用,

二、高血压病养护细节

对于高血压病、冠心病及高脂血症等有辅助治疗作用。具体方法为:山楂120克,或山楂花3~10克,水煎服,对于高血压病有较为好的疗效。

需要说明的是山楂虽为佳果良药,但也不可多食,这是因为山楂能助消化,只是促进消化液的分泌,并不是通过健脾胃的功能来消化食物的,而是通过"破气"去消积滞之物,如果食之过多,就会伤人中气。因此,脾胃虚弱之人不宜食用山楂,健康人食之也应有所节制。孕妇吃些酸味食品,可以为自身和胎儿提供较多的维生素C,既能改善女性怀孕后胃肠道不适的症状,减少恶心、呕吐,也能增加食欲,增加营养,但要注意的是,同样是酸性食物,山楂则不适宜于孕妇。因为现代医学临床证实:山楂对女性子宫有收缩作用,如果孕妇大量食用山楂食物,就会刺激子宫收缩,甚至导致流产。因此,孕妇禁忌大量食用山楂。

(19)橘子:可降低沉积在动脉血管中的胆固醇。橘子颜色鲜艳,酸甜可口,是日常生活中最常见的水果之一,是男女老幼皆可食用的上乘果品,尤其是对老年人更为有益。说它全身是宝,是因除果肉和果汁富含营养素外,橘皮还可以入药。橘子中含有多种营养成分,除少量的蛋白质、脂肪外,果肉和果汁中都含有丰富的葡萄糖、果糖、蔗糖、苹果酸、柠檬酸,以及一定量的胡萝卜素,特别是维生素C和维生素P含量丰富。食用橘子,有助于使动脉粥样硬化发生逆转。所以,经常吃橘子的人患冠心病、高血压病、糖尿病、痛风的几率比较低。营养学家也主张高血压病患者宜常食橘子。但是橘子性温热,一次不可吃得太多,特别是在口舌生疮、食欲缺乏、大便硬结等已有火症的情况下,千万不可再吃橘子,否则将如火上浇油。

(20)白果：白果即银杏，对高血压病引起的眩晕有作用。白果树亦称公孙树，是世界上最古老的树种之一，素有"活化石"之称。白果不仅是上好的食用佳品，还具有佳良的保健功能。银杏叶可提取黄酮素，可制各种保健食品，是医药工业的重要原料，也是心血管疾病治疗和保健的良药。白果对高血压病引起的眩晕有较好的辅助治疗作用，具体方法为：白果仁3个，龙眼肉7个，同炖服，每日早晨空腹服1次。

需要说明的是：白果有小毒，不宜生食，尤其不可多食。白果中毒潜伏期1～12小时，可见呕吐、腹泻、头痛、恐惧、惊叫、抽搐、昏迷等，甚至可以致死。在金元时期就有白果中毒和致死的记载。白果因有收敛药性，故喘咳痰稠，不易咳出者慎用。

(21)莲子：能平肝降压，适宜于高血压病。现代医学研究发现，莲子有降血压作用。它所含的生物碱具有显著地强心作用，莲心碱则有较强抗钙及抗心律失常的作用，还能平肝降压，适宜于高血压病患者常服。具体方法为：莲子心15克，水煎当茶饮，对高血压病有辅助治疗作用。

需要说明的是：肠燥便秘之人，吃莲子反而会加重便秘，故《本草备要》特别提出"大便燥者勿服"。吃莲子时可将莲子心去掉，不宜与莲子同用，因莲子多治疗脾虚导致的诸症，而莲子心有苦寒之性，恐有伤脾之虞。

(22)大蒜：可防止高血压病血栓的形成。近年来科学家还发现，大蒜具有明显的降血脂及预防高血压病、冠心病和动脉硬化的作用，并可防止血栓的形成。因此，大蒜被列为高血压病患者宜常食的食物之一。在我国民间也有用大蒜防治高血压病、动脉硬化症的具体方法:生大蒜放醋中浸泡7日,每次吃1~2瓣,每日2次。此方对于高血压病有一定的辅助治疗作用。

(23)葡萄酒:有软化血管,降低血压作用。葡萄酒是以新鲜葡萄或葡萄液经发酵酿制的低度饮料酒,是佐餐酒的一种。凡掺用葡萄以外的其他水果酿制的酒类,以及不经发酵和对配的都不能称为葡萄酒。严格上讲,上等的葡萄酒应由100%新鲜葡萄原液经发酵酿制而成,而葡萄的品种、种植的地理气候条件和酿制的技艺标准决定了葡萄酒的品质。

葡萄酒已有6000多年历史,在我国,用葡萄酿酒也已有很长历史,西汉年间就有葡萄酒的正式记载,并对它有很高的评价。唐代的"葡萄美酒夜光杯"成了葡萄美酒最完善的写照;明代医学家李时珍也道出:"葡萄酒驻颜色、耐寒"的特点,可见葡萄酒已早列为保健饮品了。

葡萄酒可以色泽、含糖量、酿制方法来分类,如以色泽分类有白葡萄酒、红葡萄酒和介于红、白中间的桃红葡萄酒,而各色泽的葡萄酒又可按含糖量分为干型、半干型、半甜型、甜型葡萄酒,而这些类型的葡萄酒又可按酿制方法分为天然葡萄酒、加强葡萄酒和加香葡萄酒。随着人们对葡萄酒的不断认识和健康理念的追求,天然的、低糖、低热能的干型葡萄酒逐渐成为人们的时尚。

科学研究证实,日饮适量葡萄酒,可使心血管病及癌症死亡率、老年痴呆症明显降低,可使衰老速度明显减缓。这是因为葡萄酒含有多种营养素,含有人体维持生命活动所需的维生素、糖及蛋白质。其所含的无机盐亦较高,有丰富的铁元素。葡萄酒的酸碱度跟胃液的酸碱度相同,可以促进消化,增加食欲,降低血脂,软化血管,对治疗和预防高血压病有一定的作用。

(24)茶叶:有抗凝血作用,能维持血管通畅。医学研究还发现,在降低人体胆固醇含量方面,喝绿茶较服用昂贵的药品更有效。喝起来淳而涩的绿茶,可降低人体胆固醇含量,还能显著降低血清三酰甘油,可预防和缓解脂肪肝、高脂血症、动脉粥样硬化症及心血管病等病症。国内某科研机构曾对5428名30岁以上的人按饮茶习惯进行高血压病调查发现,不喝茶者比经常饮茶者高1倍,冠心病、脑血管疾病的发病率前者也比后者高6倍。茶叶煎煮后的茶色素具有抗凝血作用,能维持血管通畅,对高血压、动脉粥样硬化有较好的治疗作用,每天服75~150毫克茶色素,有效率达85%~92.3%。但是高血压病伴有冠心病、心律失常者不宜喝浓茶,只能喝淡茶,每杯300克开水中放入2~3克茶叶,冲泡2~3次为宜。需要说明的是:高血压患者饮茶要注意3点:

第一,饮茶不宜过浓。茶能增强心室收缩,加快心率,浓茶会使上述作用加剧,血压升高,引起心悸、气短及胸闷等异常现象,严重者可造成危险后果。由于浓茶中含大量的鞣酸,会影响人体对蛋白质等营养成分的吸收,也会引起大便干燥。因此,冠心病患者饮茶宜清淡,不宜过浓。

第二,饮茶不宜过多。过多地饮茶,入水量太多,会加重心脏和肾脏的负担,饭前、饭后大量饮茶也会冲淡胃液,影响消化功能,茶过浓会使人兴奋失眠,对一些重症高血压病、频发心绞痛的冠心病患者、神经衰弱患者,均有不利影响。老年人多便秘,茶叶泡煮太久,因其析出鞣酸过多,不但影响食欲,而且加重了便秘。所以,人们饮茶,应掌握清淡为好,适量为佳,即泡即饮的原则。

第三,睡前不宜饮茶。浓茶中含多量咖啡碱、茶碱,对心脏有兴奋作用,能引起心搏加快,甚至早搏、失眠,使病情加重。茶叶中含有一定量的咖啡碱,可兴奋中枢神经,加快心率,增加心脏负担。因此,睡前最好不要喝茶,以免影响睡眠。

19. 高血压病患者不宜食用的七种食物

(1)狗肉:能加重阴虚阳亢型高血压病。俗话说:"寒冬至,狗肉肥"、"狗肉滚三滚,神仙站不稳"。民间也有"吃了狗肉暖烘烘,不用棉被可过冬"、"喝了狗肉汤,冬天能把棉被当"的俗语。狗肉,味道醇厚,芳香四溢,所以有的地方叫香肉,是冬令进补的佳品。狗肉的食法很多,有红烧、清炖、油爆、卤制等。狗肉不仅味道鲜美,而且具有入药疗疾的效用。狗肉味甘、咸、酸,性温,具有补中益气、温肾助阳之功效。《本草纲目》中载:"狗肉能滋补血气,专走脾肾二经而瞬时暖胃祛寒'补肾壮阳',服之能使气血溢沛,百脉沸腾。"故此,中医历来认为狗肉是一味良好的中药,有补肾、益精、温补、壮阳等功用。能安五脏,补脾益气,温肾助阳,治脾肾亏虚、胸腹胀满、鼓胀、水肿、年老体弱、腰痛足冷。用狗肉烹调的菜肴瘦而不腻,香味浓郁,容易使人体消化和吸收。冬季食用狗肉可使虚劳肾亏、脾胃虚寒、气血不足等状况得到改善;对老年人体弱虚寒、胸腹胀满、双膝软弱、手足不温、腰膝冷痛,以及肾虚阳痿、早泄、遗精、性冷淡、遗尿等尤为有效。所以,狗肉得到人们的普遍欢迎,但高血压病患者忌过量食用。这是因为高血压病大部分属阴虚阳亢性质,狗肉温肾助阳,能加重阴虚阳亢型高血压病的病情。其他类型的高血压病,或为肾阳虚,虚阳上扰,痰火内积,瘀血阻络等,食用狗肉,或躁动浮阳或加重痰火或助火燥血,均于病情不利。所以不宜过量食用。

(2)鸡汤:经常喝鸡汤,会使血压持续升高,下降困难。中医学认为,若有阴虚,补之以鸡羊一类温补物必将成害,从临床来看,高血压患者多为阴虚之人,这样说并非认为现代人不能食鸡,若非刻意用之煲炖进补,仅在餐桌上食些当无大碍。若怕燥火而又一定要食炖鸡时,则要配些玉竹一类的滋阴物调和一下,不偏不颇,这样才较合防病保健之道。

从现代医学的观点来看,鸡汤的营养价值很高,是许多人喜欢的食物,但高血压病患者却不宜过量饮用。经常喝鸡汤,除可引起动脉硬化外,还会使血压持续升高,下降困难。而长期的高血压,又可引起心脏的继发性病变,如心肌肥厚、心脏增大等高血压心脏病。因此,不能盲目地把鸡汤作为高血压病患者的营养品,特别是患有较重高血压病的人,如果长期过量饮用,只会进一步加重病情,对身体有害无益。

(3)猪肝:猪肝属高胆固醇食物,高血压病患者应少食。肝脏是动物内储存养料和解毒的重要器官,含有丰富的营养物质,具有营养保健功能,是最理想的补血佳品之一。

需要指出的是:猪肝虽然是一种营养丰富的食物,营养学家提醒,猪肝不宜多食。因为一个人每天从食物中摄取的胆固醇不应超过300毫克,而每100克新鲜猪肝中所含的胆固醇高达400毫克以上。所以,高血压病和冠心病患者应少食。另外,肝内维生素A含量丰富,过量食用可引起维生素A中毒。

(4)鱼露：鱼露为高盐食物，长期大量食用会升高血压。鱼露又名鱼酱油，福建称虾油，是各种小杂鱼和小虾加盐腌制加上蛋白酶和利用鱼体内的有关酶及各种耐盐细菌发酵，使鱼体蛋白质水解，经过晒炼溶化、过滤、再晒炼，去除鱼腥味，再过滤，加热灭菌而成。

鱼露一般人皆可食用。但患有痛风、心脏疾病、高血压病、肾脏病、急、慢性肝炎患者不宜食用。其食法与酱油同，具有提鲜、调味的作用。鱼露含17种氨基酸，其中包括人体必需的8种氨基酸。此外，还含有多种维生素和蛋白质。制作鱼露的鱼可以是淡水鱼、精虾或河蚌，也可以是海鱼。由于在制作过程中需要将盐和鱼混合起来，所以鱼露为高盐食物。长期大量食用，会增加高血压病、胃癌、食管癌的发病几率，不宜长期食用。

(5)味精：味精中含有钠，而钠吃多了对血压不利。味精是采用微生物发酵的方法由粮食制成的现代调味品，其主要成分是谷氨酸。味精是一种既能增加人们的食欲，又能提供一定营养的家常调味品。它能增进菜肴的鲜味，促进食用者的食欲；能够刺激消化液的分泌，有助于食物在体内的消化吸收。味精被食入后，很快在消化道被分解为谷氨酸进入血液输送到机体各部，参与多种生理必需蛋白质的合成。但常吃味精的人会有这样的体会，味精吃多了会口渴，这是因为味精中含有钠，而钠吃多了对血压不利，这与食盐的弊端近似。所以，高血压病患者不但要限制食盐的摄入量，而且还要严格控制味精的摄入。

(6)精米细面：易导致大便秘结，排便时会使腹压升高，血压骤升，诱发脑出血。随着生活水平的不断提高，人们喜欢食用精米细面。精米细面做出的食品洁白晶莹,细腻可口,色、香、味俱佳,容易激起食欲,且便于咀嚼、下咽、消化。但是应该看到,它们也有着不容忽视的弊端,那就是营养价值相对较低。为什么这么说呢?这是因为精米细面分别是由稻米和麦粒加工而成的。稻米和麦粒一样,都是由表皮、糊粉层、胚乳和胚4部分构成,而各种营养成分在各部分分布并不均匀。据分析,在粮粒外层的表皮、糊粉层和胚中富含着蛋白质、脂肪、多量的B族维生素,以及粗纤维、磷、铁、钾、镁、钙等无机盐;而在粮粒内部的胚乳(即米仁或麦仁)部分,主要成分是淀粉,其他营养素却很少。在碾米或磨面时,存在于稻米或麦粒外层的维生素、无机盐、粗纤维等营养素将随表皮、糊粉层、胚芽部分的过筛,被当作米糠或麸皮而被除去,米、面加工越细,损失的营养素就越多。因此,精米细面虽然色泽洁白、口味较好,但其营养素却主要是淀粉和一部分蛋白质,而无机盐、维生素和粗纤维等营养成分则较粗米粗面明显减少。

对于高血压患者而言,精米细面也有着不容忽视的弊端。一是精米细面含的营养素远不如粗米麦面丰富,尤其是B族维生素和粗纤维;二是精细食物可使大便干燥难排,易导致大便秘结,排便时会使腹压升高,血压骤升,诱发脑出血。所以,高血压病患者禁忌长期食用精细食物是有道理的。

(7)浓茶、咖啡:容易刺激血压升高。生活中有许多高血压病患者有喝浓茶的习惯,但喝浓茶确实不利于高血压病患者的身体健康。因为饮浓茶与吸烟、饮酒和喝咖啡一样,是引起血压升高不可忽略的因素,尤其是饮茶量大且爱饮浓茶的人群更应注意。经临床观察,饮浓茶可使血压升高,这可能与茶叶中含有咖啡碱活性物质有关。在日常生活中,有些人饮茶后会头晕、头痛,这也许是血压升高的缘故。另外,过量喝浓茶能加重心脏负担,出现胸闷、心悸等不适症状。

高血压病患者应避免在工作压力大的时候喝含咖啡因的饮料。研究显示,喝一杯咖啡之后,血压升高的时间可长达12小时;情绪紧张的时候,咖啡因会把血压推高到不利于健康的程度。医学专家说,咖啡因能使血压上升,如再加上情绪紧张,就会产生危险性的效果。有家族高血压病史的人,也就是所谓的高危人群,在摄取咖啡因后,血压上升最多。一般而言,咖啡因能使血压上升5～15毫米汞柱(mmHg),比如,原来血压是120/80毫米汞柱(mmHg)的人,在摄取咖啡因后,可能上升至135/95毫米汞柱(mmHg)。血压若超过140/90毫米汞柱(mmHg),对健康就有不利影响。所以,情绪紧张时喝咖啡的做法应该禁止。

20. 饮食过饱和不吃早餐不利于血压稳定

高血压病患者进餐不宜吃得过饱。如果进食过多的食物,特别是高蛋白、高脂肪食品,较难消化,会使腹部胀满不适,膈肌位置升高,增加迷走神经兴奋性,从而影响心脏的正常收缩和舒张;又由于消化食物的需要,饭后全身血液较多地集中在胃肠道,使冠状动脉供血更显不足,进一步加重心肌缺血、缺氧,容易诱发心绞痛、心律失常,甚至发生急性心肌梗死而危及生命。晚餐过饱时危险性更大,因为入睡后血液的流速较缓慢,如果晚餐进食脂肪较多,吃得过饱,血脂就会大大升高,极容易沉积在血管壁上,影响血管弹性,增加血管硬化病变的程度。专家建议,高血压病患者应采取少食多餐的方法,每日吃4~5餐,每餐以八分饱为宜。

经医学研究表明,人体能量的主要来源是血液中的糖即血糖,血糖多少决定人的身体能够产生多少能量,而能量的多少则决定人的精力和自我感觉。所以,不吃早餐是所有人的禁忌,对于高血压病患者尤为如此。研究表明,不吃早餐的人,血中胆固醇比吃早餐的人要高33%左右;吃早餐的人比不吃早餐的人,高血压病、心脏病发作的可能性要小。临床也证实,早上起床后2小时内,心脏病发作的机会比其他时间高1倍左右,这种情况可能与较长时间没有进餐有关。科学家在研究血液黏稠度及血液凝结问题时发现,不吃早餐的人血液黏稠度增加,易引起血压增高。

21. 低盐饮食能降血压

大量研究证实,限盐即能有效降血压和降低高血压病死亡率。研究发现,经限盐至每日4克后,约1/3中度高血压患者不需服药,降压可达有效标准;有的虽降压不明显,但头痛、胸闷等症状减轻,血压稳定;中度限盐(3~5克/日),能增强其他降血压药的作用。这是因为适当地减少钠盐的摄入有助于减少体内的钠水潴留,从而降低血压。每日食盐的摄入量应在5克或酱油10毫升以下,可在菜肴烹调好后再放入食盐或酱油,以达到调味而已;也可以先炒好菜,再醮食盐或酱油食用。在减少钠盐的同时,应注意食物中的含钠量,如挂面含钠较多而应少食。蒸馒头时,避免用碱,应改用酵母发面。另外,食用钠低钾高的"低钠盐"、"保健盐",可起到限盐补钾的双重作用。

22. 药粥治病安全又方便

荷叶冰糖粥

【配　方】　新鲜荷叶1张,粳米100克,冰糖适量。

【制　法】　将鲜荷叶洗净煎汤,再用荷叶汤同粳米、冰糖煮粥。

【用　法】　可作夏季清凉解暑饮料,或作点心供早晚餐温热食。

【功　效】　清暑利湿,升发清阳,止血,降血压,降血脂。适用于高血压病、高脂血症、肥胖病,以及夏天感受暑热致头昏脑涨、胸闷烦渴、小便短赤等。

决明冰糖粥

【配　方】　决明子(炒)10~15克,粳米100克,冰糖适量。

【制　法】　先把决明子放入锅内炒至微有香气,取出,待冷后煎汁,去渣,放入粳米煮粥,粥将熟时,加入冰糖,再煮一两沸即可食。

【用　法】　适合春夏季食。每日1次,5~7日为1个疗程。

【功　效】　清肝,明目,通便。适用于高血压病、习惯性便秘等。

【禁　　忌】　大便泄泻者忌服。

葛根粉粥

【配　　方】　葛根粉 30 克,粳米 100 克。

【制　　法】　粳米浸泡一宿,与葛根粉同入沙锅内,加水 500 毫升,用文火煮至米开粥稠即可。

【用　　法】　作半流质食料,可不拘时稍温食。

【功　　效】　发表解肌,清热除烦,生津止渴,透疹止泻。适用于高血压病、冠心病、老年性糖尿病、慢性脾虚泻泄、夏令口渴多饮等。

【禁　　忌】　脾胃虚寒者忌食。

胡萝卜粥

【配　　方】　新鲜胡萝卜、粳米各适量。

【制　　法】　将胡萝卜洗净,切碎,与粳米同入锅内,加清水适量,煮至米开粥稠即可。

【用　　法】　早晚餐温热食。本粥味甜易变质,需现煮现吃,不宜多煮久放。

【功　　效】　健脾和胃,下气化滞,明目,降压利尿。适用于高血压病,以及消化不良、久痢、夜盲症、小儿软骨病、营养不良等。

豆浆粥

【配　　方】　豆浆汁 500 毫升,粳米 100 克,砂糖或细盐适量。

【制　法】　将豆浆汁、粳米同入沙锅内,煮至粥稠,以表面有粥油为度,加入砂糖或细盐即可食用。

【用　法】　每日早晚餐,温热食。

【功　效】　补虚润燥。适用于动脉硬化、高血压病、高脂血症、冠心病及一切体弱患者。

芹菜粥

【配　方】　芹菜连根100克,白米50克。

【制　法】　芹菜连根洗净后切碎,加米同煮成粥。

【用　法】　早晚服食。

【功　效】　凉肝平热,降低血压,醒脑安神,润肺止咳。常吃此粥对高血压病有辅助治疗作用。

莲肉红糖粥

【配　方】　莲子粉15克,粳米30克,红糖适量。

【制　法】　将上3味同入沙锅内煎煮,煮沸后即改用文火,煮至粥稠黏为度。

【用　法】　可随量服食。

【功　效】　补脾止泻,益肾固精,养心安神。适用于高血压病所致心悸、虚烦失眠等。

【禁　忌】　凡有外感或实热证者不宜服。

松花淡菜粥

【配　方】　松花蛋1个,淡菜50克,粳米50克。

【制　法】　松花蛋去皮,淡菜浸泡后洗净,同粳米共煮作粥,可加少许食盐调味。

【用　法】　空腹服用。

【功　效】　具有清心降火之功效,可辅助治疗高血压病和耳鸣、眩晕等症。

发菜蚝豉粥

【配　方】　发菜3克,牡蛎60克,猪瘦肉60克,粳米适量。

【制　法】　发菜、牡蛎水发洗净;瘦肉剁烂后制成肉丸。用沙锅加适量清水煮沸,加入粳米,放进发菜、牡蛎同煲,至大米开花为度,再放入肉丸煮熟,吃肉食粥。

【用　法】　早晚服食。

【功　效】　具有降压,通便之功效。适用于高血压病,动脉硬化及老年性便秘。

山楂粥

【配　方】　山楂50克,粳米100克,白糖适量。

【制　法】　先将山楂煎取浓汁,去渣,再加入粳米及适量开水熬粥,然后加砂糖调味即可。

【用　法】　当点心食用,但不宜空腹食用。

【功　效】　降血压,降血脂,促消化,散瘀血。适用于高血压病、高脂血症、冠心病、食积停滞者。

桃仁粥

【配　方】　桃仁9克,粳米100克。

【制　法】　先将桃仁捣碎,加水研汁,去渣,加粳米熬为稀粥。

【用　法】　每日1次,温服,7日为1个疗程。

【功　效】　活血通经,散瘀止痛。适用于高血压病及冠心病患者。怀孕妇女及腹泻者不宜服用。

大蒜粥

【配　方】　紫皮蒜30克,粳米100克。

【制　法】　将紫皮蒜置沸水中煮1分钟后捞出蒜瓣,再将粳米煮粥,待粥煮好后,将蒜放入粥中略煮。

【用　法】　早晚食用。

【功　效】　降血脂。适用于冠心病伴有高脂血症、高血压者。

首乌粥

【配　方】　粳米100克,大枣3~5枚,制何首乌30克,红糖或冰糖适量。

【制　法】　将制何首乌煎取浓汁,去渣,与粳米、大枣同入沙锅内煮粥,粥将成时放入红糖或冰糖调味,再煮沸即可。

【用　法】　每日1~2次,7~10日为1个疗程,间隔5日再食用。

【功　效】　降血脂,促消化,散瘀血。适用于高血压病、高脂血症、冠心病。

萝卜粥

【配　　方】　新萝卜适量（约250克），粳米100克。

【制　　法】　新萝卜洗净，切片，同粳米煮粥。

【用　　法】　早晚食用。

【功　　效】　具有消食利膈，化痰止咳，醒酒利尿，散瘀补虚的作用。可治高血压病、高脂血症等。

菠菜粥

【配　　方】　鲜菠菜适量，粳米100克。

【制　　法】　将鲜菠菜放入沸水中略烫数分钟，捞出后切细，同粳米煮粥。

【用　　法】　早晚服食。

【功　　效】　通血脉，开胸膈，下气调中，止渴润燥。适用于老年人习惯性便秘、高血压病等。

23. 降低血压的十二道药茶

山楂茶

【配　　方】　取生山楂30克，何首乌20克。

【制　　法】　水煎，代茶饮。

【功　　效】　山楂能改善冠状动脉供血，具有促消化、增进食欲、降低血脂等作用。

【适应证】 高血压病、冠心病者长期服用效果佳。

菊花茶

【配　方】 白菊花 20 克。
【制　法】 沸水泡,代茶饮。
【功　效】 清热解毒,平肝降压。
【适应证】 对早期高血压病、头痛、头晕、耳鸣效果佳。

荷叶茶

【配　方】 荷叶 100 克。
【制　法】 水煎,代茶饮。
【功　效】 有清热解暑,扩张血管,降低血脂,降血压等作用。
【适应证】 肥胖兼有高血压病者。

钩藤茶

【配　方】 钩藤 15 克,天麻 15 克。
【制　法】 水煎 15 分钟(不可超过 20 分钟,否则有效成分被破坏,影响降压效果)后服用。
【功　效】 平肝潜阳,镇静安神。
【适应证】 高血压病。

三七茶

【配　方】 三七 15 克,红花 15 克。
【制　法】 水煎,代茶饮。

【功　效】活血化瘀，改善心肌供血。
【适应证】高血压病。

玉米须茶

【配　方】玉米须50克，益母草30克。
【制　法】水煎，代茶饮。
【功　效】玉米须有健胃、利尿、消肿作用。
【适应证】肾炎及心脏病引起的水肿。

夏枯草茶

【配　方】夏枯草30克，芹菜根50克。
【制　法】水煎，代茶饮。
【功　效】平肝潜阳，具有降血压，治目赤、头晕等作用。
【适应证】3期高血压病。

车前子茶

【配　方】车前子30克，白茅根50克。
【制　法】水煎，代茶饮。
【功　效】有明显的利尿、降压作用。
【适应证】高血压病、慢性肝炎水肿者，长期服用。

决明子茶

【配　方】决明子30克，枸杞子30克。
【制　法】水煎，代茶饮。
【功　效】祛风散热，平肝明目，利尿。

【适应证】 高血压病、便秘、高脂血症。

西瓜翠衣茶

【配　方】 西瓜翠衣150克,冬瓜皮100克。
【制　法】 水煎加冰糖少许,代茶饮。
【功　效】 清热解暑,利尿,降压。
【适应证】 高血压病。

菊花乌龙茶

【配　方】 杭菊花10克,乌龙茶3克。
【制　法】 开水冲泡,代茶饮用。
【功　效】 清热明目,平肝降压。
【适应证】 高血压病。

菊楂决明茶

【配　方】 菊花10克,生山楂片15克,草决明子15克,白糖适量。

【制　法】 将决明子打碎,同菊花、生山楂片水煎20分钟,后加白糖,代茶饮。

【功　效】 具有疏风散热平肝,润肠通便降压作用。

【适应证】 适用于高血压兼有冠心病患者,对阴虚阳亢、大便秘结等症更有效。

24. 降血压醋疗六道美味

醋对老年人动脉硬化、脑出血、心肌梗死及高血压病等病症,均有预防效果。每天饮一点醋,可预防与治疗肝炎、糖尿病,对神经痛、关节炎等老年病症亦有效。此外,醋还可增加食欲,帮助消化,促进营养素在体内的代谢,并提高热能利用率,消除疲劳。烧菜时加些醋,可促进菜中钙、磷、铁等成分的溶解,并被充分吸收利用;用醋烹调菜肴时可增加鲜、甜及香气。食醋不仅能防止食品中腐败菌的繁殖,而且对病原菌也有杀灭作用;对于肾结石、膀胱结石及胆结石具有防治作用。上述作用皆为其醋酸的作用。民间有用醋浸泡食物防治高血压病的经验。

醋泡花生

【配　方】　花生米500克,醋适量。

【制　法】　用醋浸没花生米,连泡7日以上,时间越长越好。浸泡期间每日搅动2次。

【功　效】　活血化瘀、降血压。用于预防高血压病和动脉硬化。

【用　法】　每晚1次,嚼食花生米10粒。

醋泡黄豆

【配　方】　黄豆500克,醋1 000毫升。

【制　法】　先将黄豆炒20～25分钟,不能炒焦,冷后浸入盛醋的容器中,密封10日以上即可。

【功　效】　降血压、降血脂。用于预防高血压病及高脂血症等。

【用　法】　每日早晚服5～6粒醋黄豆,经常服用效果好。

醋蒸鸡蛋

【配　方】鸡蛋1个,醋60毫升。

【制　法】鸡蛋打入碗中,用醋搅匀,加水蒸熟食之。

【功　效】降血压、降血脂。用于预防高血压病。

【用　法】每日1剂,晨起空腹服用,7日为1个疗程,可连用数个疗程。

醋磨木香

【配　方】青木香10克,米醋20毫升。

【制　法】醋磨青木香,取汁备用。

【功　效】行气止痛,降血压。用于治疗高血压病和冠心病、心绞痛等病症。

【用　法】每日1剂,顿服。

醋浸海带

【配　方】海带250克,醋500毫升。

【制　法】将海带切成细条,放于容器中,加食醋浸泡,放冰箱冷藏10日,即可食用。

【功　效】强化骨骼、牙齿,防止软骨病,改善高血压病症状等。

【用　法】每日1剂,佐餐顿服。

醋浸香菇

【配　方】香菇250克,醋500毫升。

【制　法】将香菇去根柄,用清水洗净,放入广口瓶中,倒入醋,放冰箱冷藏15日后即可烹调食用。

【功　效】降低胆固醇,改善高血压病的动脉硬化症状。主治高血压病。

【用　法】每日1剂,佐餐顿服。

25. 降低血压的六道美味汤

大枣冬菇汤

【配　方】大枣15枚,干冬菇15个,生姜、熟花生油、料酒、食盐、味精各适量。

【制　法】先将干冬菇洗净泥沙,大枣洗净,去核;然后将清水、冬菇、大枣、食盐、味精、料酒、姜片及熟花生油少许,一起放入蒸碗内,盖严上笼蒸60~90分钟,出笼即成。

【用　法】佐餐食用。

【功　效】益气开胃。适用于各种虚症、食少、高血压病、冠心病、癌症胃及十二指肠溃疡等病症。

丝瓜豆腐肉丝汤

【配　方】猪瘦肉75克,豆腐150克,丝瓜200克,湿淀粉50克,精盐、味精、香油各适量。

【制　法】把猪肉洗净,切丝,纳碗内,放少许精盐、味精拌匀入味,再加湿淀粉抓匀上浆;豆腐切条,丝瓜刮去外皮,洗净,切丝。锅里放适量水,放入豆腐、丝瓜,煮开后撒入肉丝,稍煮调味即成。

【用　法】　佐餐食用。

【功　效】　益气和中,清热生津。适用于动脉粥样硬化、冠心病、高血压病属气阴两虚兼有热者,症见心悸气短,倦怠懒言,面色无华,头目眩晕等。亦可用于暑热病后体倦乏力,饮食减少,心烦口渴者。

枸杞雏鸽汤

【配　方】　雏鸽3只,枸杞子30克,清汤、料酒、生姜、葱、味精、精盐各适量。

【制　法】　将雏鸽宰杀后去毛及内脏,洗净,每只剁为4块,然后入开水中氽透,捞出备用;将枸杞子洗净;姜、葱洗净切片、段。将鸽肉块放在盘中,再放上枸杞子、姜、葱、料酒,加入清汤适量,蒸熟后,去姜、葱,调入味精、精盐即成。

【用　法】　佐餐食用。

【功　效】　滋阴平肝,降血压。

玉米须西瓜皮汤

【配　方】　玉米须60克,西瓜皮60克(鲜品用250克),香蕉(去皮)8只。

【制　法】　清水4碗,加入上述食物,煎至一碗半,加冰糖适量调味。

【用　法】　佐餐食用。

【功　效】　平肝,泄热,利尿,润肠。可用于高血压病的辅助治疗。如用鲜西瓜皮效果更好。

白鸽黄精汤

【配　方】　白鸽1只,黄精30克,枸杞子25克,味精、精盐各适量。

【制　法】　将白鸽宰杀后,去毛、内脏,洗净后切成小块,与黄精、枸杞子同入沙锅,加水适量,先用武火煮开,后以文火慢炖至鸽肉熟烂,加入味精、精盐调味即成。

【用　法】　佐餐食用。可常服。

【功　效】　滋阴补血,平肝祛风。

冬瓜玉米汤

【配　方】　胡萝卜375克,冬瓜600克,嫩玉米2个,冬菇(浸软)5朵,猪瘦肉150克,姜2片,食盐适量。

【制　法】　胡萝卜去皮,洗干净,切块;冬瓜洗干净,切厚块;玉米洗干净,切块;冬菇浸软后,去蒂,洗干净;猪瘦肉洗干净,氽烫后再洗干净。煲滚适量水,下胡萝卜、冬瓜、玉米、冬菇、猪瘦肉、姜片,煲滚后以慢火煲2小时,下食盐调味即成。

【用　法】　佐餐食用。

【功　效】　利尿,降胆固醇,降血压。

26. 运动有利于防治高血压病

实践观察发现,绝大多数高血压病患者,尤其是早、中期高血压病患者,经过一个阶段运动疗法锻炼之后,头晕、头痛、头胀、目眩、失眠、心悸等症状便会减轻,甚至能完全消失,同时血压也会出现不同程度的下降。科学家认为,运动疗法的有利作用可能与下列因素有关:

第一,运动可使高血压病患者情绪安定,心情舒畅,使工作和生活中的紧张、焦虑和激动得以缓解,可改变大脑皮质、血管运动中枢等的功能失调,能加强大脑皮质对皮质下血管运动中枢的调节功能,使全身处于紧张状态的小动脉得以舒张,从而促使血压下降。

第二,坚持运动可使肌肉纤维逐渐增大增粗,使冠状动脉的侧支血管增多,血流量增加,管腔增大,管壁弹性增强,这些改变均有利于血压下降;运动还能产生某些化学物质,这些化学物质进入血液后,能促使血管扩张,加快血液循环,并有利于血液中胆固醇等物质的清除,使血管保持应有的弹性。因此,可有效延缓动脉硬化的发生和发展,防止高血压病的加重。

第三,长期坚持运动可调整自主神经功能,降低交感神经的兴奋性,改善血管的反应性,引起外周血管的扩张和血压下降。

有人调查发现,坚持运动锻炼或坚持体力劳动的人与相同年龄组不坚持运动锻炼或很少参加体力劳动的人相比,后者的高血压病发病率为前者的3倍。有人曾在50例确诊为高血压病的患者进行散步、慢跑3~4个月后观察发现,85%的患者血压恢复至正常,其中38例患者还完全停用各种中西降压药物,完全依靠运动疗法来巩固效果。

27. 忌运动的高血压病患者

高血压病患者如合并有严重心律失常、心动过速、脑血管痉挛（有晕眩、头痛、恶心、呕吐等症状）、明显的心绞痛、心功能失代偿等，不应进行运动。出现下列症状之一者禁忌进行体育运动：未控制的过高血压 210/110 毫米汞柱（mmHg）[28.0/14.7 千帕（kPa）] 或对运动出现异常反应，包括末梢运动即出现血压过高反应，特别是舒张压升高至 133 毫米汞柱（mmHg）[17.3 千帕（kPa）] 或运动后血压不升高或始终低于 140/133 毫米汞柱（mmHg）[18.7/17.7 千帕（kPa）]者。血压超过 220/110 毫米汞柱（mmHg），并发主动脉夹层动脉瘤或急性脑血管病的患者禁忌运动。

28. 运动后不要立即坐地休息

有些高血压病患者习惯于在进行运动锻炼后坐在地上，或是直接躺下来休息，认为这样可以加速疲劳的消除。其实，这样不仅不能尽快地恢复身体至常态，反而会对身体产生不良影响。因为人体在进行运动时，心血管功能活动加强，骨骼肌等外周毛细血管开放，骨骼肌血流量增加，以适应身体功能的需要；而运动时骨骼肌的节律性收缩，又可以对血管产生挤压作用，促进静脉血回流。当人体在运动结束后，即刻停下来不动，或马上坐下来休息，静脉血管失去了骨骼肌的节律性收缩作用，血液会由于受重力作用滞留在下肢或外周静脉血管中，导致回心血量减少，心排血量下降，造成一时性脑缺血,出现头晕、眼前发黑等一系列症状,严重时会造成休克。因此,高血压病患者运动锻炼后应做一些整理活动,这样一方面可以避免头晕等症状的发生,另一方面还可以改善血液循环,尽快消除疲劳,提高锻炼效果。

29. 高血压病患者的治疗原则

高血压病患者治疗的主要目的是最大限度地降低心血管病的死亡和病残的总风险,将血压控制在一个适当的水平,消除高血压带来的种种不适感,保证患者的生活质量。由于高血压病患者的年龄、病变性质、病变严重程度各不相同,有的患者甚至还有其他严重并发症,所以治疗方案也不尽相同。也就是说,治疗高血压病不会有一个固定的模式,而只能有下列的一些基本原则。

(1)早期治疗:美国学者对400万份健康保险者的资料分析表明,轻度高血压病者,舒张压在88~92毫米汞柱(mmHg)[11.7~12.3千帕(kPa)]的人比舒张压在80毫米汞柱(mmHg)[10.7千帕(kPa)]左右的人预期死亡率高30%;舒张压在98~102毫米汞柱(mmHg)[13.1~13.6千帕(kPa)]的患者死亡率是舒张压78~82毫米汞柱(mmHg)[10.4~10.9千帕(kPa)]的健康人的2倍。因此,轻度高血压病是否需要治疗的答案是肯定的。

(2)预防并发症:高血压病的治疗要尽量减少高血压对心、脑、肾等重要器官的损害,并且逆转已经形成的损害。事实证明,高血压病患者经过降压治疗后,心、脑、肾并发症明显减少,而对已有的并发症进行治疗,又可明显延长患者的生命。在降血压治疗的同时,要防治心、脑血管并发症的其他危险因素和证候,如左心室肥厚、高脂血症、糖尿病、高胰岛素血症和肥胖等。

(3)因人而异:由于高血压病的病因复杂,发病原因各不相同,高血压病患者的具体情况也有所不同,所以其治疗的一个重要原则是要强调原则性与个体化相结合,不同的患者应当采取不同的方法,治疗方案应切实可行。在治疗时要全面考虑,并在医生的指导下进行。治疗方案应尽量简便,容易被患者接受,能够坚持长期治疗。无论是药物治疗,还是非药物治疗,均应如此。

30. 足部按摩能降血压

中医经络学指出,脚心是肾经涌泉穴的部位,手心是心经劳宫穴的部位(图2-1),经常用手掌摩擦脚心,有健肾、理气、益智、交通心肾,使水火相济、心肾相交、防治失眠、多梦等功效,对高血压病也有很好的疗效。

涌泉穴位于脚底部,在脚前部凹陷处,第二、三趾趾缝纹头端与脚跟连线的前1/3处(图2-2)。按摩涌泉穴简单、实用。方法之一是取坐位,将一条腿放在另一条腿上,同侧手托住脚踝,对侧手用小鱼际部在涌泉穴做上下推擦,直到脚心发热为止,再换另一条腿。方法之二是坐床上,两脚心相对,用两手拇指指腹自脚跟往前推至涌泉穴,由后往前推擦36次,推至脚心发热为止。按摩涌泉穴动作要缓和、连贯,轻重要合适。刚开始速度要慢,时间要短,等适应后再逐渐加快按摩速度。在按摩脚心的同时,还要多动动脚趾,每日1~2次。

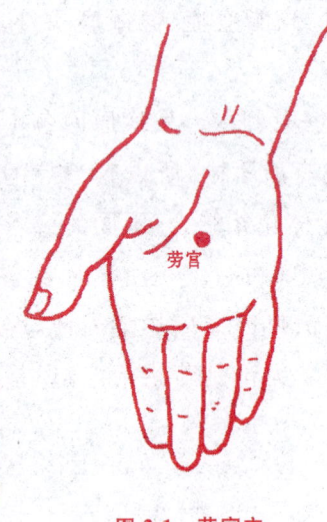
图 2-1 劳宫穴

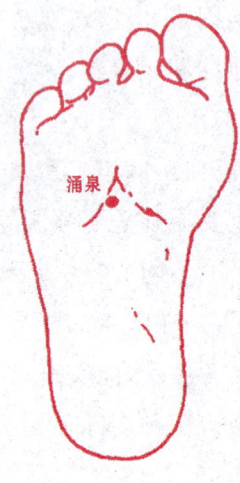
图 2-2 涌泉穴

大脚趾是血压反射区所在,随时用手上下左右旋转揉搓它即可;当血压突然升高时,立即用手指甲掐住大脚趾与趾掌关节横纹正中央,2分钟左右血压便会下降。

31. 高血压病患者头部按摩降血压方法

中医学认为"头为诸阳之会",人体十二经脉和奇经八脉都聚会于头部,头部就有几十个穴位。正确的按摩并养成一些日常良好习惯对高血压病患者可以起到意想不到的保健作用,同时可以解除高血压病引起的头晕等症状。

(1)高血压病患者宜行推发降压

①两手虎口相对分开放在耳上发际,食指在前,拇指在后,由耳上发际推向头顶,两虎口在头顶上会合时把发上提,反复推发10次,操作时稍用力。此外,两掌自前额像梳头样

向脑部按摩,至后颈时两掌手指交叉以掌根挤压后颈,有降血压的作用。

②两手食指自印堂穴沿眉弓左右向外按摩至两侧太阳穴,并揉摩拍击印堂、太阳穴各10余次,并按摩风池等穴各10余次,能缓解高血压病引起的头晕、头胀、头痛。

(2)高血压病患者宜叩头降压,双手五指分开成半屈状,用指端由前发际向后叩击,反复叩击12次,叩时要稍用力并用力均匀。也可用右手(左手也可)五指并拢,用掌指击百会穴36次。要求击时手掌动作要半起半落,力量尽可能均匀。此法可以缓解高血压病患者的头部症状。

32. 高血压病患者服用降血压药十点要求

世界卫生组织(WHO)及全球高血压联盟的专家认为,高血压病是一种可以控制但不能根治的严重心脑血管慢性疾病,只有坚持长期降压治疗,并结合非药物治疗措施,才能有效地控制血压。而长期控制血压的目的,不仅仅是为了控制症状,更重要的是为保护心、脑、肾等重要脏器免受损害,从而最大限度地减少脑中风、心肌梗死、尿毒症等严重并发症的发生。

(1)早期用药宜谨慎:由于治疗高血压病的药物作用和药理不尽相同,所以在用药时须谨慎考虑。早期轻度高血压病不一定开始就以降血压药物治疗。这主要是因为长期药物治疗带来的危害可能超过轻度高血压病本身的危害,两者之间需要加以权衡。现在在疗效更好、不良反应更小的降压药不断问世的形势下,这一观念或许会发生改变,但目前还应坚持对轻度高血压病不急于用降压药的观点，采用非药物治疗一段时间，观察其疗效后再决定是否用药物治疗。

(2)忌擅自停药：有的高血压病患者在应用降血压药物治疗一段时间后，血压降至正常，即自行停药。结果在不长时间后血压又升高，再使用药物降血压。这样不仅达不到治疗效果，而且还会由于血压较大幅度的波动，引起心、脑、肾发生严重的并发症，如脑出血等。正确的服药方法是服药后出现血压下降，可采用维持量，继续服药；或者在医生的指导下将药物进行调整，而不应断然停药。

(3)服药宜注意时间：研究表明，高血压病患者的血压在清晨醒后变化最大，可以在数分钟之内上升2~5千帕(kPa)。中午过后，血压会自行下降。这种血压变化规律致使患者容易在早晨和夜间发生脑中风（早晨容易发生脑出血，而夜间则容易发生脑缺血）。传统的每日3次的服药方法没有考虑患者的血压变化规律，只是一味地考虑降低血压，结果使清晨时的血压控制不理想，而常使下午和夜间血压偏低。所以，高血压病患者应该在医生的指导下采用科学的服药方法，从而有效地防止清晨醒后或夜间的血压剧烈变化，使血压处于比较平稳状态。

(4)忌一味追求血压正常：有的高血压病患者不根据具体情况，一味追求血压达到正常水平，其实这是不对的。60岁以上的老年人，均有不同程度的动脉硬化，正常偏高的血压有利于心、脑、肾等脏器的血液供应。如果不顾年龄及患者的具体情况，而一味要求降压到"正常"水平，势必影响上述脏器的功能，得不偿失。正确的做法是根据患者的年龄、脏器的功能情况，将血压降到适当的水平，特别是老年人，不可过度降低血压。另外,高血压病患者服药忌降压过快或过低,因为血压降得过快或过低会使患者感到头晕、乏力,还可诱发脑血栓形成等严重后果。

(5)忌单纯依赖降压药:高血压病患者忌单纯依赖降压药而不做综合性治疗。高血压病的病因较多,因此治疗也需要采取综合性的措施,否则就不可能取得理想的治疗效果。正确的做法是除选择适当的药物外,还要注意劳逸结合,饮食宜少盐,适当参加文体活动,避免情绪激动,保证充足睡眠,肥胖者应减轻体重,重视治疗糖尿病等疾病。

(6)忌无症状就不治疗:没有症状就不需要治疗,这是高血压病患者普遍存在的误解。由于一半以上高血压病患者并无明显不适,大多数人不测量血压,以致长期漏诊而得不到治疗。这些患者多数是在查体或因其他病就诊时才发现有高血压病。其实,当血压超过正常范围140/90毫米汞柱(mmHg)时就应进行降压治疗,而且无症状高血压病比有头痛、头晕等症状的高血压更具有危险性。当然,在这段时间不一定都要服药,只要注意生活方式,消除引起高血压病的各种因素,大多数人血压能恢复正常。

(7)忌用药不规律:有些人患高血压病的早期症状并不十分明显,血压每每是忽而高,忽而平稳,常常不能引起患者及家属的重视。同时,患者自以为是神经性的症状无碍大事,甚至想自己压根就没啥病,更谈不上定期复查血压和注意生活方式了。因而在用药治疗上也很不规律。最新科研资料证明,不规律的用药可致高血压病患者诱发脑出血。医生认为,由于高血压病患者均有程度不同的动脉硬化,一旦不按规律服药,可使血压在短期内上升,如果血压超过了安全范围,势必诱发脑出血。据此提醒高血压病患者,一定要在医师的指导下坚持正规治疗,按要求服用抗高血压药。

(8)降压忌依赖中成药:有些高血压病患者认为中药治本,所以只服中药。殊不知一些治疗高血压的中药胶囊制剂里也掺有一定成分的西药,停药后血压还是会反弹的。中医中药应当是辨证施治的,高血压病也应分型辨证治疗才能有效。经中医治疗后,如果不能控制血压,还应使用西药降压来维持巩固疗效,才能防止出现并发症。

(9)忌频繁更换降血压药:有些高血压病患者服用降血压药物后血压长年稳定,未见不良反应,但顾虑长期用一种药物是否会有不良反应,或者听说某药效果特别好,于是自作主张更换药物。其实这是一大误区。服用一种降血压药,疗效满意,没有不良反应,忌自作主张更换。如果是降压疗效不好,血压未降到正常,但是没有不良反应,确定是剂量不足时,就应适当增加剂量;如果剂量已达足量,不能再增加,就要加服另一种降血压药,二药合用。另外,每个人对药物的适应性各不同,对别人效果好的药不一定对自己合适。那么什么情况才可更换降血压药呢?只有在用了某种降血压药后,疗效不佳,经医生诊查后,再在指导下换药为妥;或者有不良反应,且无法耐受,那就必须停用,在征询医生后,改用其他类降血压药。

(10)服用降压药宜据季节调整:高血压病患者服用降血压药需要根据季节加以调整。一般地说,冬季是一年中血压最难控制的季节,往往是用药量最大的时期,通常冬季很难调减降血压西药。服用中药治疗更应根据季节调整,春宜疏肝养肝,夏宜养阴清肝泻火,秋宜养阴润肺以制肝,冬宜补肾活血以滋水涵木。

33. 高血压病使用三类药物的注意事项

药物可以治病,也可以致病。通常把药物导致的高血压称为药源性高血压。虽然药物性高血压比较少见,但由于可以导致高血压的药物很多,因此医生和患者更要重视。那么,哪些药物可引起高血压呢?

(1)激素类:糖皮质激素类,包括氢化可的松、可的松、泼尼松、地塞米松等;性激素如甲基或丙基睾丸素等。这些药物可引起水钠潴留,导致循环血量增加而发生高血压。甲状腺激素类药物则能兴奋神经系统,引起血压升高。

(2)镇痛药:非类固醇类解热镇痛药,包括水杨酸类(如阿司匹林)、乙酰苯胺类(如非那西丁、对乙酰氨基酚)、吡唑酮类(如保泰松)、吲哚类(如吲哚美辛)药物。它们主要通过引起水钠潴留,激活肾素血管紧张素系统,抑制前列腺素合成,诱发动脉粥样硬化,增强交感神经活性,损害肾脏等几条途径引起高血压。

(3)避孕药:通过增进肾素-血管紧张素系统的活性,可使血管收缩,并刺激肾上腺皮质激素释放而造成高血压。

(4)其他药:肾上腺素、去甲肾上腺素、哌甲酯(利他林)、多塞平(多虑平)及中药麻黄、甘草类制剂等。另外,某些降压药也可引起高血压,如常用的甲基多巴、胍乙啶等,当静脉注射时就有引起高血压的可能。特别值得注意的是,在服用降压药物帕吉林(优降宁)时,如果进食含有酪胺的食物,如干酪、动物肝脏、巧克力、牛奶、红葡萄等,血压不但不降,反而会大大升高,甚至发生高血压危象、脑出血;而突然停用某些降压药物,如普萘洛尔(心得安)、可乐定(氯压定)、甲基多巴等,也可引起同样严重后果。

34. 短效降血压药与长效降血压药的优缺点

短效降血压药服用后吸收快、起效快、维持时间短,如硝苯地平(心痛定)等。相反,长效降压药吸收慢、起效慢、维持时间长,如美托洛尔(倍他乐克)等。那么,患者该选用哪种降血压药好呢?

其实,无论是老年人还是中、青年高血压病患者,在降压治疗时均切忌血压急剧下降。因为,短效降压药有很多弊端,如服用繁琐,短效药一天需几次用药,患者不容易坚持,少服、漏服现象较普遍。高血压病的有效治疗应保证24小时平稳降血压,对比之下,选择长效降血压是最理想的,它具有以下特点:血压波动小,由于长效药在24小时内平稳释放药效,故不会导致血压忽高忽低,不良反应小,患者容易承受;长效药降低了全天24小时平均血压水平,包括"早晨危险时刻"和夜间的血压,减少了高血压病患者发生心、脑血管病的危险;服用方便,长效药每天只需服用1次,患者的依从性好,保证了治疗的规律化和长期性。

血压得不到控制,会导致卒中、冠心病和肾衰竭等严重并发症。但服用短效降血压药,会使血压波动较大。血压很高时,服用短效降压药,血压会降至很低;药效过后,血压又会升高。如此这般,血压忽高忽低,同样会产生上述危害。这就像橡皮筋,一会儿绷紧,一会儿松开,就会变得脆弱、易断裂。由于高血压病患者的血压自动调节功能不正常,血压大幅度下降和升高都会使患者不能忍受,引起脑供血不足、缺氧、头晕等症状。

现代医学认为,高血压病对心、脑、肾等脏器的损害程度的大小,与全天24小时中血压升高的程度和时间密切相关。也就是说,24小时平均血压水平越高,对人体损害越大,如果白天、夜间血压都高,对人体损害也大。清晨醒来是高血压病患者易发生各种心、脑血管病的高峰时间,被称为"早晨危险时刻"。短效降压药往往不能有效控制"早晨危险时刻"及夜间的血压。

当然,在急诊治疗高血压病时,为了使患者在较短时间内降低血压,以免引起卒中、心力衰竭、肾衰竭等并发症,医生一般会采用起效快的短效降血压药,如卡托普利(开搏通)、硝苯地平等。这类药物一般在15分钟左右起效,使血压下降,以便做进一步治疗。但在日常治疗中,还是服用长效药为好。

35. 高血压病患者应合理选择复方降血压药物

复方降血压药由小剂量多种相辅相成的药物组成,不良反应较轻,服用方便、经济,已在我国广泛使用。高血压患者为了取得满意的降压效果又避免不良反应,应该了解一点常用的复方降血压药的组成成分。

复方降血压片由利舍平(利血平)、氢氯塞嗪(双氢克尿塞)、双肼屈嗪(双肼苯哒嗪)组成。

新降片含有利舍平、双肼屈嗪、珍珠母、车前子、夏天无成分。

常药降压片由可乐定（可乐宁）、双肼屈嗪、氢氯噻嗪（双氢克尿塞）组成。

珍菊降压片含有可乐定、氢氯噻嗪（双氢克尿塞）、野菊花、珍珠母、槐米等成分。

安速降压片由普萘洛尔（心得安）、双肼屈嗪、呋塞米（速尿）等组成。

复方罗布麻片含有胍乙啶或胍生、罗布麻、氢氯噻嗪、双肼屈嗪、汉防己等成分。

那么，高血压患者如何合理选用复方降压药呢？

有溃疡病及精神抑郁症者，不宜选用含利舍平的复方降压片、新降片，因为利舍平能增加胃酸分泌与加重抑郁，使溃疡及抑郁症病情加重。这类患者可选用含可乐定的珍菊降压片、常药降压片或复方罗布麻。

有肾脏病或合并动脉硬化者，宜选用增加肾血流量及有扩张血管作用的安速降压片、珍菊降压片。

有哮喘及糖尿病者，不宜选用含β受体阻断药普萘洛尔（心得安）的安速降压片。因为普萘洛尔易使支气管痉挛，还可掩盖血糖降低的反应，加重哮喘与糖尿病。而对合并心绞痛、心律失常及有偏头痛、青光眼者，可选用安速降压片。

老年高血压患者一般肾素水平较低，普萘洛尔对低肾素水平者效果差，可选用含可乐定或利舍平的常药降压片或复方降压片。

36. 防治高血压病的中成药

中医学主张，对早期高血压病患者用中成药治疗。一般根据辨证施治可选用牛黄降压丸、天麻钩藤颗粒,也可选夏枯草、黄芩、葛根等有明确降血压作用的中药配以其他随证中药治疗。服药期间应监测血压,若血压稳定且维持了一段时间,可停药7～10日,若此时血压仍不高,可以停药。如果血压控制的不好,应考虑改用西药,或者在医生指导下,中西药合用。

(1)龙胆泻肝丸:龙胆泻肝丸具有清肝火、泻湿热的作用,适用于年龄较轻,病程较短,见头痛、头胀、头热、小便短赤,舌红苔黄等肝经实热的高血压病患者。按肝火症状的轻重适量服用,每次6～9克,日服2～3次。但需要注意的是:龙胆泻肝汤的关木通剂量较大,多为9克。而近期国内有临床报道说,使用关木通10克,一次即可引起肾中毒。由此提示,使用按近期中国药典中龙胆泻肝丸处方所生产的该药品是较为安全的,但依然不宜长期服用。如果以超过药品使用说明书的用药剂量服用龙胆泻肝丸,短期内也有引起肾中毒的可能性。

(2)当归龙荟丸:当归龙荟丸最早见于《丹溪心法》,为元代名医朱丹溪所创。早在上世纪60～70年代,人们就开始使用该药来治疗高血压病,起到了较好的治疗效果。当归龙荟丸具有清肝泻火、通便导滞的作用,适用于体质壮实、面红目赤、烦躁不安、大便秘结、头痛头晕较剧,甚至呕吐抽搐等肝火较盛的高血压病。每次6克,每日2～3次,饭后温开水送服。

龙胆泻肝丸和当归龙荟丸皆有清肝泻火、治疗高血压病的作用,这是它们的相同点。但也有不同之处,前者泻湿热从小便而出,方药的组成泻中有补,作用较缓和;而后者使湿热从大便而泻,药性大苦大寒,泻火通便作用较强,故非实热症急的高血压病不可轻用。孕妇禁用。

(3)脑立清:脑立清主要成分有磁石、赭石、珍珠母、清半夏、酒曲(炒)、牛膝、薄荷脑、冰片、猪胆汁(或猪胆膏、猪胆粉)等。具有镇肝潜阳降逆作用,用于气血上逆的头目眩晕及头昏脑涨的高血压病。每次10～15粒,每日2～3次,饭后温开水送服。但需注意,孕妇及体弱虚寒者忌服;脾胃虚弱之食欲缺乏、大便溏稀者忌服。脑立清可引起过敏性药疹。

(4)清脑降压片:清脑降压片为糖衣片,除去糖衣后显黑棕色,味微苦。主要成分为:黄芩、当归、槐米、地龙、水蛭、珍珠草、夏枯草、磁石、牛膝、地黄、丹参、钩藤、决明子。具有滋阴清肝、潜阳降压的综合作用,适用于头目眩晕、失眠烦躁、耳鸣耳聋,舌红少苔等肝阴虚、肝火旺的高血压病。口服每次4～6片,每日3次。孕妇忌服。

(5)杞菊地黄丸:杞菊地黄丸是在六味地黄丸的基础上加枸杞子和菊花而成。具体组成为:熟地黄、山茱萸、干山药、泽泻、牡丹皮、茯苓(去皮)、枸杞子、菊花。具有滋肾阴、清肝热的作用,适用于肾阴虚引起的头目眩晕、眼花目涩、五心烦热、腰膝酸软、年老体弱、病程较久的高血压病。每次9克,每日2次,适于长期服用。相同功效的还有明目地黄丸、石斛夜光丸。

三、高脂血症养护细节

随着社会的发展与进步,人们的生活健康水平有了极大的提高,人们对健康也有了更高的要求。然而,由于不健康的生活方式,不合理膳食,缺少运动,工作节奏快,高强度的工作及竞争压力,心理失衡,吸烟、酗酒等,导致血脂异常的发生率与日俱增,有近 1/5 的成年人患上了血脂异常病症。血液是我们赖以生存的生命之河,您是否在意过它的质量?如果血液的"河床"在渐渐地抬高,血液的循环在渐渐地拥堵,您是否采取过有效措施阻止险情的临近?本书所讨论的即人体的"隐形杀手"——医学上叫高脂血症,俗称高血脂。近年来,高脂血症已成为严重威胁人类生命的又一大杀手。然而人们对血脂异常的危害缺乏足够的认识,知晓率和治疗率不足 1/3,治疗满意控制率不足 1/10。有专家预测,未来 20 年内,我国高脂血症将大规模暴发。因此,保卫血液健康之战必须早日打响。从现在开始,不管您处于什么年龄段,您都必须关注自己的血液健康。

(一)高脂血症的基础知识

1. 血脂是由几种成分构成

血浆中所含脂类统称为血脂。血脂包括:三酰甘油、少量二酰甘油和单酰甘油、磷脂、胆固醇和胆固醇酯及非酯化脂酸(游离脂酸、自由脂酸)。血脂的来源有二:一是外源性的,即消化道吸收来的;二是内源性的,即由体内组织动员或由肝脏合成而来。在正常情况下,它易受食物成分及体内代谢的影响。胆固醇大部分由人体合成,少部分来自饮食;而三酰甘油正好相反,大部分从饮食中吸收,少量为人体合成。

胆固醇和三酰甘油都不溶于水,在血液中不是以游离的形式存在,而是与特殊的蛋白质即载脂蛋白结合形成脂蛋白。这样血脂才能被运输到组织进行新陈代谢。

通过超速离心方法,可将血浆脂蛋白分为:乳糜微粒(CM)、乳糜微粒残粒(CM残粒)、极低密度脂蛋白(VLDL)、低密度脂蛋白(LDL)、中间密度脂蛋白(IDL)、高密度脂蛋白(HDL)。这些脂蛋白各自的脂质成分、载脂蛋白种类、来源及生理功能都有所不同。其中,对判断血脂中的胆固醇状况起着关键作用的为低密度脂蛋白和高密度脂蛋白。

2. 胆固醇异常影响健康

胆固醇是从食物摄入或在体内合成的,由于血液中过高的胆固醇可引起动脉粥样硬化,所以相当多的人谈起胆固醇都认为它完全是一种有害物质,其实这种认识是错误的。过多的胆固醇有害,但过少也不行,胆固醇以保持在正常水平为宜。当其在体内过量时便会导致高胆固醇血症,对机体产生不利的影响。现代研究已发现,静脉血栓形成、胆石症、高血压病、冠心病、糖尿病等与胆固醇升高有密切的相关性。

现在人们之所以"谈胆固醇色变",是因为随着人们生活水平的提高,高胆固醇血症的患者也越来越多,心脑血管主要疾病也因之相应增加,所以人们一提起胆固醇就有点儿恐惧心理。其实,胆固醇如水一样,能浮舟也能覆舟。如果摄入过少,同样会影响人体健康,譬如抑郁症病因之一就与体内胆固醇过低有关,所以应对胆固醇有一个全面的认识。事实上,只有胆固醇过高症患者才需要限制胆固醇的摄入。

3. 高脂血症

高脂血症是指血中总胆固醇浓度或(和)三酰甘油浓度超过标准值,称为高脂血症。它实际上是指血浆中某一类或某几类脂蛋白水平升高的表现,严格来说应称为高脂蛋白血症。近年来,逐渐认识到血浆中高密度脂蛋白异常也是一种血脂代谢紊乱。因而,有人建议采用脂质异常症统称之,并认为这一名词能更为全面准确地反映血脂代谢紊乱状态。但是,由于高脂血症使用时间长且简明通俗,所以至今仍然广泛沿用。

4. 高脂血症的诊断标准

目前,国内一般以成年人空腹血清总胆固醇超过5.72毫摩/升(mmol/L)、三酰甘油超过1.70毫摩/升(mmol/L),诊断为高脂血症。将总胆固醇在5.2~5.7毫摩/升(mmol/L)者称为边缘性升高。根据血清总胆固醇、三酰甘油和高密度脂蛋白-胆固醇的测定结果,通常将高脂血症分为以下4种类型:

(1) 高胆固醇血症：血清总胆固醇含量增高，超过 5.72 毫摩/升，而三酰甘油含量正常，即三酰甘油＜1.70 毫摩/升。

(2) 高三酰甘油血症：血清三酰甘油含量增高，超过 1.70 毫摩/升，而总胆固醇含量正常，即总胆固醇＜5.72 毫摩/升。

(3) 混合型高脂血症：血清总胆固醇和三酰甘油含量均增高，即总胆固醇超过 5.72 毫摩/升，三酰甘油超过 1.70 毫摩/升。

(4) 低高密度脂蛋白血症：血清高密度脂蛋白-胆固醇（HDL-C）含量降低，＜9.0 毫摩/升。

5. 高脂血症对健康的危害

据调查，我国中老年人血脂升高者日益增多，目前中老年人高脂血症的发病率在 30%～50%，但是还有很多人并不了解高脂血症，高脂血症的知晓率少得可怜，而另一部分人知道自己患了高脂血症却不知道如何治疗，甚至有一些人患了高脂血症也不当回事，给身体健康带来很大的威胁。因为，当血脂轻度升高时，患者可能没有任何不适，但医学专家却认为，即使轻度的血脂升高也可能成为潜在的健康"杀手"，因为血脂长期处于高水平状态，非常容易导致心脑血管疾病，也就是说，高脂血症是引起冠心病、高血压病、动脉硬化等的直接原因，医学专家称其为导致心脑血管疾病的"导火线"。同时大量研究资料表明，高脂血症还是脑卒中、心肌梗死、心脏猝死独立而重要的危险因素。此外，高脂血症还可导致脂肪肝、肝硬化、胆石症、胰腺炎、周围血管疾病、跛行、高尿酸血症。高脂血症直接损害是加速全身动脉粥样硬化,因为全身的重要器官都要依靠动脉供血、供氧,一旦动脉被粥样斑块堵塞,就会导致严重后果。除此以外,高脂血症还可造成一些鲜为人知的危害。

(1)高脂血症危害人的视力:研究表明,在高血压病、糖尿病和高脂血症3种疾病中,高脂血症是引起视网膜血栓形成的最常见的原因。高脂血症在眼睛内部引起的病变,其后果比皮肤或肌腱等部位的黄色瘤严重得多。当患者有严重高脂血症时,血液中含有大量富含三酰甘油的脂蛋白,可使视网膜血管颜色变淡而近乳白色。而这些脂蛋白有可能进一步从毛细血管中漏出,这就是视网膜脂质渗出,在视网膜上呈现出黄色斑片。如果脂质渗出侵犯到黄斑则可严重影响视力。

高脂血症引起的视网膜静脉血栓形成,后果更加严重,而且不易被及早发现。高浓度的血脂可导致血管内皮损伤、血小板过度活化,使其释放多种凝血因子,造成血小板聚积性增高,以及凝血纤溶系统功能紊乱,导致血管内血栓形成。若血栓发生于眼睛内,可造成视网膜血管阻塞。中央静脉阻塞可表现为视盘周围环状出血和渗出及视网膜静脉扩张。这种情况可引起视力严重下降,在老年人,严重的视力下降可造成双目失明。

(2)高脂血症危害人的听力:许多人都知道心脑血管疾病与长期血脂过高有一定关系,但高脂血症可致耳聋却是鲜为人知的。现代医学研究证明,中老年人耳聋与血脂增高密切相关。科学家说,之所以如此,是因为人体内耳的耳蜗上

三、高脂血症养护细节

的细胞,能感觉声波的振动而使人听到声音。如果长期患有高脂血症,血液中过多的脂类就会沉积于血管壁上,过氧化脂质增加,直接导致内耳细胞损伤,同时导致内耳血管更加狭窄,发生供血障碍,造成内耳缺血、缺氧,导致耳聋的发生。因此,中老年人如果出现听力减退,应及时去医院耳鼻喉科就诊,并检查血脂。如果是因为血脂高引起的耳聋,要在医生指导下及时应用降低血脂、降低血液黏稠度、扩张微血管和营养神经的药物。如此方可有利于听力的恢复。

(3)高脂血症危害人的记忆力:人的脑部需要足量的葡萄糖才能发挥功能。高脂血症会引起中老年人记忆力下降,大概是由于人体内葡萄糖的代谢功能受到饱和脂肪酸影响而减缓时,大脑就会欠缺养分。同时,高脂血症易导致脑动脉硬化,脑组织供血不足,从而出现记忆力减退。临床实践中也发现糖尿病患者,也有由于三酰甘油较高而造成记忆力减退的问题。所以有足够的证据证明,高脂血症对人的记忆能力会产生不良的影响。

6. 高脂血症的发病因素

原发性高脂血症是指原因不明的高脂血症,目前认为它与环境及遗传两大因素有关。

(1)高脂血症与遗传有关:许多高脂血症具有家族聚集性,有明显的遗传倾向。这些高脂血症统称为家族性高脂血症。一些家族性高脂血症的遗传基因缺陷已基本清楚。如家族性高胆固醇血症,它是一种染色体显性遗传性疾病,由于基因突变使细胞膜表面的低密度脂蛋白受体缺如或异常,导致血液中低密度脂蛋白清除受阻,而导致堆积,造成血浆总胆固醇水平和低密度脂蛋白胆固醇水平明显升高。但是,临床上最常见的高脂血症即普通("多基因的")高胆固醇血症,是多个基因异常和膳食及其他环境因素之间的相互作用的结果。此时的高脂血症是在一定的遗传背景下,通过环境的影响而发生的。但需要说明的是,少数由于遗传因素所导致的严重高脂血症,如家族性高脂血症、严重得多基因高胆固醇血症和家族性混合型高脂血症,通过各种综合治疗措施,可使脂质代谢异常得到控制和改善,并减轻临床症状。因此,并非不可治。

(2)高脂血症与过量吸烟有关:科学研究发现,嗜烟者高脂血症的发病率是不吸烟者的 2~6 倍。原因是吸烟可导致血清中总胆固醇及三酰甘油水平升高,高密度脂蛋白水平降低。科学家经过多年研究发现,推测血中总胆固醇水平高可能与血中一氧化碳浓度有关。因为,每日吸烟超过 25 支者平均血清高密度脂蛋白胆固醇水平较每日吸烟 1~14 支者低。且吸烟者的血清高密度脂蛋白胆固醇水平与三酰甘油水平呈负相关。香烟中含有大量的尼古丁和一氧化碳,通过刺激交感神经释放儿茶酚胺,使血浆游离脂肪酸增加,游离脂肪酸最终被脂肪组织摄取而形成三酰甘油,儿茶酚胺又能促进脂质从脂肪组织中释放,这也同样会导致三酰甘油水平升高,引起高脂血症。

(3)高脂血症与过量饮酒有关:科学研究发现,适量饮酒,可使血清中高密度脂蛋白明显增高,低密度脂蛋白水平降低。因此,适量饮酒可使高脂血症的发病率下降。大量饮酒虽不一定都会引起明显的高脂血症,但如果长期饮酒者患高脂血症的几率则明显增加。因饮酒量增多,极易造成热能过剩而肥胖,同时酒精在体内可转变为乙酸,乙酸使得游离脂肪酸的氧化减慢(竞争氧化),增加的脂肪酸促使在肝内合成三酰甘油增多,而且极低密度脂蛋白的分泌也增多。有的人适应能力很强,极低密度脂蛋白分泌增多时,三酰甘油的清除也增快。因此,持续饮酒数周后,血清三酰甘油水平可恢复正常。但有一些人适应能力差,长期大量饮酒,就会出现严重的高脂血症。

(4)高脂血症与饮食习惯有关:科学研究发现,饮食不当是引起血脂异常的主要原因之一。饮食因素作用比较复杂,高脂血症患者中有相当大的比例是与饮食因素密切相关的。糖类摄入过多,可影响胰岛素分泌,加速肝脏极低密度脂蛋白的合成,易引起高三酰甘油血症。胆固醇和动物脂肪摄入过多与高胆固醇血症形成有关,其他膳食成分(如长期摄入过量的蛋白质、脂肪、糖类,以及膳食纤维摄入过少等)也与本病发生有关。所以,控制饮食、改变饮食习惯被列为防治高脂血症的主要内容之一。

(5)高脂血症与过度肥胖有关:经常有人问:"肥胖与高脂血症之间,究竟有没有关系?"研究发现,血浆中血脂水平的变化,主要与体内脂肪含量的多少和机体对脂肪的利用情况有关。例如,在高脂肪饮食或从事剧烈运动后,体内的血脂水平都会升高;平时喜食糖类食物者体内的三酰甘油水平亦经常保持在较高水平。也有研究发现,肥胖者的血脂水平明显高于正常人,并且随着肥胖程度的增加,血脂水平亦呈上升趋势。因此,科学家认为,血脂过度与过度肥胖有一定关系。

(6)高脂血症与雌激素有关:流行病学资料显示,绝经期前女性血清胆固醇、三酰甘油、低密度脂蛋白水平均较男性明显为低,而高密度脂蛋白-胆固醇水平较男性明显增高;绝经期后女性的血脂代谢发生紊乱,表现为血清总胆固醇、三酰甘油和低密度脂蛋白-胆固醇水平增高,高密度脂蛋白-胆固醇水平明显下降。为什么会发生这些变化呢?现已知这与绝经期后雌激素水平下降有关。

雌激素可使血清总胆固醇、低密度脂蛋白-胆固醇水平减低,使高密度脂蛋白-胆固醇水平上升。绝经期后女性卵巢分泌雌激素的功能停止,血中雌激素水平下降。因此,绝经期女性容易发生脂肪代谢紊乱。维持血液中雌激素在正常水平有利于绝经期后女性防止动脉粥样硬化的发生和发展。

(7)高脂血症与年龄有关:调查显示,高脂血症已成为中老年人的常见病。血脂和脂蛋白通常随年龄增长而增高,这是因为老年人血脂和脂蛋白的代谢全面降低的结果。一般来说,男性到50岁,女性到65岁左右,胆固醇和三酰甘油达到峰值,有人曾对多名老年人的血脂及脂蛋白调查结果:发现老年组的血清脂质显著高于青年组。老年人的血脂浓度随体重的增加、活动的减少、伴有高血压病及冠心病而有所增高。

(8)高脂血症与肝脏疾病有关:肝脏是脂肪酸合成与氧化、胆固醇合成、蛋白质合成,以及清除异常脂蛋白的主要场所,不少肝脏疾病都可引起脂代谢异常。患肝脏疾病时,脂代谢可受几方面的影响,肝实质细胞损害(如慢性活动性肝炎、肝硬化)通常可引起血脂水平降低;患胆汁淤积症时,如阻塞性黄疸,血清胆固醇和磷脂都升高,而中性血脂不高;脂肪肝患者主要是血清游离脂肪酸和三酰甘油增高。砷中毒和某些药物引起的肝炎可使血清胆固醇升高,也可有极低密度脂蛋白(VLDL)或低密度脂蛋白(LDL)增高。

(9)高脂血症与糖尿病有关:在生活中,许多糖尿病患者常伴有血脂异常症。血脂异常症是引起糖尿病并发症的重要原因;相反,血脂异常症患者其血糖也很容易升高,甚至容易患上糖尿病。由此可见,血糖和血脂密切相关,血糖降低后,血脂(尤其是三酰甘油)水平会显著下降。所以,有糖尿病的人,生活中首先要控制好血糖,其次就是调节血脂水平,如此才能保证健康。

(10)高脂血症与内分泌有关:内分泌或代谢因素同样可以导致血脂异常,如甲状腺功能减退可引起高脂血症,甲状腺激素一方面促进肝脏胆固醇的合成,另一方面促进胆固醇及其代谢产物从胆汁中排泄。因此,甲状腺激素影响血清胆固醇的产生和降解。也就是说,甲状腺激素不足时,虽胆固醇合成降低,但其排出的速度更低,血中总胆固醇浓度增加。因此,甲状腺功能减退症患者脂质的合成、动用和降解均可降低,而以后者为主,总的结果是使血脂浓度增高,但三酰甘油显著增高较少见。

(11)高脂血症与肾病有关:肾病综合征时发生高脂血症的机制尚不十分清楚。目前认为肾病综合征时,低蛋白血症所致的胶体渗透压降低和(或)尿内丢失一种调节因子而引起肝脏对胆固醇、三酰甘油及脂蛋白的合成增加。再者,肾病综合征时脂蛋白脂酶活性降低,致使脂类清除障碍。同时,在实验性肾病综合征发现溶血脂酰基转移酶活性增加,此酶可催化溶血卵磷脂乙酰化为卵磷脂,使血中磷脂升高。

如此导致了肾病综合征的高脂血症。

7. 高脂血症容易发生的人群

虽然高脂血症有很强的隐匿性,但我们同样可通过高脂血症相关发病因素的分析,判断哪些人属于高脂血症的高危险群:

(1)有不良生活习惯的人群,如饮食不当(高热能、高胆固醇)、过于肥胖、运动量不足、压力过大、过量吸烟都会导致总胆固醇、低密度脂蛋白、三酰甘油上升和高密度脂蛋白下降。

(2)35岁以上男性或绝经后女性。

(3)患有甲状腺功能低下、糖尿病、肾病综合征、阻塞性黄疸、女性更年期综合征等疾病,若没有获得良好的控制,高脂血症将有可能伴随而生。

(4)存在其他一些疾病危险因素的人群,如存在发生高血压病、冠心病等的其他危险因素者,尤其是直系亲属有早发病或早病逝者。

(5)应用一些特殊药物的人群。有些药物可引起人体血脂代谢紊乱,常见的药物有类固醇和避孕药。

8. 高脂血症的早期报警信号

单纯的高脂血症没有明显的症状,因此不易被发现,这也是不少人忽视它的原因。一般情况下,如果你感到头晕、头痛、失眠、胸闷气短、记忆力下降、注意力不集中、健忘或体型偏胖、四肢沉重或肢体麻木,都有可能是高脂血症的前兆。

那么,高脂血症有哪些可供人们注意的报警信号呢?

(1)皮肤黄色瘤可能与高脂血症有关:黄色瘤是高脂血症的报警信号之一。黄色瘤是一种异常的局限性皮肤或肌腱处隆起,其颜色可分为黄色、橘黄色或棕红色,多呈结节、斑块或丘疹形状,质地一般柔软,主要是由于真皮聚集了吞噬脂质的巨噬细胞即黄色瘤细胞所致。根据黄色瘤的形态、发生部位,可分为:

①肌腱黄色瘤。常见于跟腱、手或足背伸侧肌腱、膝部和肩三角肌肌腱等处。掌皱纹黄色瘤,发生在手掌部及手指间皱褶处,呈橘黄色,扁平线条状轻度隆起。

②结节性黄色瘤。好发于肘、膝、指关节伸侧,以及髋、踝、臀等部位,为圆形状结节,大小不一,边界清楚,发展缓慢,早期质地较柔软,后期质地变硬。

③结节疹性黄色瘤。好发于肘部四肢伸侧和臀部,呈结节状,瘤的皮肤呈橘黄色,常伴有炎性基底。

④疹性黄色瘤。表现为针头或火柴头大小丘疹,橘黄或棕黄色,伴有炎性基底。

⑤扁平黄色瘤。表现为眼睑周围发生的橘黄色略高出皮肤表面的扁平丘疹状或片状瘤,边界清楚,质地柔软。

(2)腿部抽筋可能与高脂血症有关:现代医学研究表明,腿部抽筋,并经常感到刺痛,这有可能是胆固醇积存在腿部的肌肉里引起的。如果人体胆固醇过高,腿部血供减少,血流不畅,代谢产物不能及时被血液带走,当达到一定浓度时,就会刺激肌肉收缩,而引起疼痛、抽筋。这样的人在白天活动时,甚至会发生"间歇性跛行"的症状。随着动脉硬化及血管栓塞的加重,此症状还会加重,发作的次数明显增多,发作的时间也逐渐延长。当然,着凉和缺钙也可引起老年人腿痛、抽筋,但没有高脂血症所致者严重。在防治上两者不应绝对分开,应互相兼顾,才能有效。

(3)肝大可能与高脂血症有关:肝大是临床常见的异常体征,是发现和诊断疾病的重要线索。正常情况下,在右侧肋缘下肝脏下缘不被触及,但体型瘦长的人在肋缘下也可扪及肝脏下缘(此时叩诊肝脏上缘多有相应的下移),其肝脏边缘平滑、柔软、较锐、无触痛,肝区无叩击痛。引起肝大的原因有许多种,但其中有一种是血液中的脂肪成分多,胆固醇积存于肝脏的脂肪内而引起肝大。所以临床提示,肝大除要排除慢性肝病、占位性病变外,还应想到可能是高脂血症的重要信号。

(4)性功能减退可能与高脂血症有关:临床医生发现,高脂血症不仅会引起冠心病、高血压病,还有可能是导致性功能减退。有资料报道,有科学家在对阳痿患者进行检查时,发现患者的阴茎动脉里有大小不等的阻塞物,而这些阻塞物正是血中胆固醇过高的缘故。当这些阻塞物将血管腔的内径减少了1/4时,就有可能发生阳痿。所以临床医生提醒,如果男性出现性功能减退或阳痿,则有可能是高脂血症患者,临床有必要检测患者的血脂水平。

(二)高脂血症宜吃的食物

1. 常吃玉米有益于降血脂

现代医学研究证实,玉米不仅有较好的降血糖、降血压作用,而且还有较好的降血脂效果。玉米主含复合糖类,流行病学调查资料表明,以复合糖类为主食的国家或地区,居民平均血中胆固醇含量和冠心病发病率均较低。这可能与玉米等谷类中含有较高的膳食纤维有关。临床研究还表明,用复合糖类(玉米等谷类)代替简单糖类,可使高脂血症患者的三酰甘油含量降低。但需要说明的是:在应用玉米防治高脂血症的过程中,有以下4点应引起重视。

(1)玉米有很高的营养保健价值,但也缺乏人体必需的某些氨基酸,如赖氨酸等,因此不宜长期单独服食,建议将玉米与粟米、麦类及大豆类混食。

(2)食用玉米要煮熟蒸透,尤其中老年人更应以吃酥烂玉米食品为宜,最好将玉米研磨成细粉煮玉米粥,或制成玉米饼等糕点服食。有人在研究中发现,将玉米粉、大豆粉、小麦粉各以1/3比例配制成混合食品,其营养保健价值可提高8倍。

(3)防治高脂血症等"富裕病"是一项长期的医疗保健任务,因此运用玉米等食疗应坚持适量服食,并要持之以恒。

(4)玉米受潮后容易发霉,霉变的玉米及玉米粉中杂染的黄曲霉菌,能产生黄曲霉毒素,具有很强的致癌活性。因此,必须注意勿食发霉变质的玉米或玉米粉。另外,吃爆米花是害多益少,生活中应尽量少吃。

2. 高脂血症患者宜常适量吃黄豆

现代医学研究表明,黄豆及黄豆制品均有降低血中胆固醇作用。如果用黄豆蛋白代替动物蛋白(应用于三餐),可使血液中的胆固醇含量稳定在正常范围。这是因为黄豆所含的脂肪酸为不饱和双烯脂肪酸及亚油酸,占所含脂肪55%以上;另外,黄豆还含有大量的植物固醇,可以起到抑制机体吸收动物食品所含胆固醇的作用,协同不饱和脂肪酸与体内胆固醇结合转变为液态,随尿排出体外,从而降低血中胆固醇的含量,有助于高脂血症、高血压病、动脉粥样硬化症患者的康复。具体食用方法为:将黄豆等煨煮至酥烂,每日服食2次,每次25～30克,缓慢咀嚼后咽下。用黄豆及其制品,如豆浆、豆腐脑、豆腐、腐竹等豆制品制作的美味食品及药膳佳肴同样具有良好的降低血脂、降血压及健身、美容、益寿作用。对中老年人来说,应用黄豆制品防治脂肪肝、高脂血症,最好的选择是长期适量喝豆浆、豆奶等。

3. 吃绿豆有益于降血脂

绿豆又称青小豆,被人们称为消暑解毒的良药。由于它营养丰富,用途广泛,被李时珍盛赞为"济世良谷"、"食中要物"、"菜中佳品",自古以来被作为药用而备受重视。民间有多种多样食用绿豆的方法,既可做豆粥、豆饭、豆酒,也可磨成面,澄滤取粉,作馅制糕,制作粉皮等,亦可以水浸生芽做菜,其食用价值堪称谷豆中的佼佼者。

现代医学研究证明,绿豆中含有一种球蛋白和多糖成分,能促进人体内胆固醇在肝脏分解成胆酸,加速胆汁中胆盐的排出和降低小肠对胆固醇的吸收。绿豆中的多糖成分还能增强血清脂蛋白酶的活性,使脂蛋白中三酰甘油水解,达到降低血脂的作用。从而可防治高脂血症、冠心病等。需要指出的是:在应用绿豆降血脂时,应注意不要去绿豆外皮（俗称"绿豆衣"）,包括煮食和制绿豆粉。

小贴士

常听人说:"吃中药不能吃绿豆,以免降低药效"。而民间也用煮绿豆汤用来防治药物中毒。这到底有无科学依据呢？《本草纲目》说:"绿豆气味甘寒,无毒……解一切药草、牛马、金石诸毒。"也就是说在一般情况下,吃中药是要忌喝绿豆汤的,譬如胃肠薄弱、肢酸乏力、全身畏寒、腰腿冷痛、大便溏泻等症应禁食绿豆。否则,不仅降低药物疗效,而且会加重病情。但具体情况还要具体分析,如果患有外感风热、痈肿丹毒、暑热内侵等热性病,服中药时可照常服绿豆汤,它们有相辅相成的作用。由此可知,服中药时一般忌喝绿豆汤,但是不能一概而论。

4. 高脂血症患者宜常适量吃燕麦

食疗专家指出,几块钱一袋的燕麦片,不但能让人们在早餐时果腹,还可有效地减低患心脏病的几率。现代药理实验也表明,燕麦具有很好地降低血脂和抗高脂血症作用。有学者报道,给家兔喂高脂饲料加燕麦粉,能明显抑制家兔血脂升高,明显减轻肝脏脂质沉积,并观察了人和大鼠服食燕麦,能降低其肝脏三酰甘油和胆固醇的含量,平均分别下降36.9%和13%,其降低血脂作用可能与所含不饱和亚油酸有关。进一步实验表明,燕麦精及其冲剂,对高脂小鼠肝脏三酰甘油和胆固醇含量升高均有抑制作用,而燕麦淀粉是燕麦降血脂的活性成分,其剂量减少至全燕麦的一半,降低血脂效果仍不低于全燕麦。由此可见,对高脂血症及高脂血症伴有糖尿病、冠心病的患者来说,经常适量地以燕麦代替主食的一部分,无疑大有裨益。

5. 高脂血症患者宜常适量吃鱼

鱼是能降低高血脂的佳良食物之一。鱼类以低脂肪、高蛋白而深受人们喜欢。它富含二十碳五烯酸、二十二碳六烯酸、多种维生素和不饱和脂肪酸。鱼油中的氨基酸及鱼体内丰富的核酸,有促进大脑发育、开发智力、提高人体免疫功能和防病能力等作用。随着人们对鱼类营养成分的了解,逐渐认识到鱼类的食用价值和药用价值,而这些作用都与鱼类是低脂肪食品有关。鱼类脂肪含量在1%~10%。大部分鱼只含有1%~3%的脂肪,如大黄鱼、小黄鱼、胖头鱼等,有些鱼如草鱼、鲤鱼、带鱼、平鱼脂肪含量在5%~8%。一般鱼类脂肪含量少,供热能低,所以鱼是高蛋白、低热能的食物,是比家禽、家畜都要优越的动物性食物。所以,食疗专家强调高脂血症患者宜多吃鱼类。

6. 高脂血症患者宜常适量吃黑木耳

在治疗高脂血症的食物中,一般食疗专家特别推崇黑木耳。这是因为黑木耳所含膳食纤维量较高,高脂血症患者每日摄入一定量的黑木耳,不仅可有效降低高脂血症患者的血脂含量,而且还可促进肠胃蠕动,将体内过高的胆固醇及时排出体外,有洗涤胃肠、防治便秘的作用。同时黑木耳含丰富的维生素,对高脂血症合并高血压及高脂血症合并冠心病等具有一定的积极治疗作用。

黑木耳除具有降血脂的作用外,还有凉血止血、益气补虚、滋阴润肺、补脑强身、和血美容的功效,为滋补性营养强壮食品,而且能养血驻颜,令人肌肤红润,容光焕发,并可防治缺铁性贫血。对胆结石、肾结石等也有比较显著的化解功能。黑木耳还能减少血液凝集,预防血栓等病的发生,有防止动脉粥样硬化的作用。黑木耳含有抗肿瘤活性物质,能增强机体免疫力,经常食用可防癌、抗癌。另外,黑木耳还对月经过多、大便出血、崩中漏下、痔疮出血、高血压病、血管硬化、便秘等有防治效果。所以,高脂血症患者常适量吃黑木耳有益于健康是毫无疑问的。

7. 高脂血症患者宜常适量吃海带

现代医学研究提示,海带可降低血脂,降低血压,并可防治胆结石,能增强微血管的韧性,抑制动脉粥样硬化,对动脉血管有保护作用。海带所含膳食纤维和褐藻酸类物质如藻胶酸、昆布素等,可抑制胆固醇的吸收并促进其排泄。有资料报道,海带素、褐藻淀粉和昆布素多糖等,具有很好地降低血脂和抗凝血作用,已被用于临床治疗高脂血症,取得了一定的效果。现代食疗专家也认为,高脂血症患者只要经常在膳食中掺入一些海带,就会使脂肪在体内的蓄积趋向于皮下和肌肉组织,很少在肝脏、心脏、血管、肠黏膜上积存;同时,血液中的胆固醇含量会显著降低。由此可见,高脂血症患者多吃些海带大有好处。

8. 高脂血症患者宜常适量吃蘑菇

蘑菇在生物学中的名称叫大型真菌,和人类的关系非常密切,不仅具有重要的经济价值,而且具有食用、药用价值。

蘑菇所含膳食纤维相当高,而膳食纤维具有很好地降低血脂作用。在所含的膳食纤维中,纯天然的木质素成分占有相当比例,不仅可降血脂、抗肝脂,同时兼有降血压及减肥等作用。据有关资料报道,研究人员让高脂血症患者食用鲜蘑菇 90 克或干蘑菇 9 克,连续服食 7 天,结果血清中的胆固醇值降低 6%～12%。所以,现代营养、食疗专家认为,蘑菇是高脂血症患者膳食中的佳品。但需要指出的是蘑菇不可一次过量食用。腐烂变质的蘑菇更不宜食用,否则会引起恶心、呕吐、腹痛、腹泻等。生活在山区、丛林周边的人们,在采摘生蕈类食用时必须认真分辨是否有毒。

9. 高脂血症患者宜常适量吃洋葱

洋葱是日常生活中的一种主要蔬菜。洋葱的食用方法较多,可做汤、炒食、炖食,还可用于烤、炸、熏、蒸或生吃。更为重要的是洋葱还是一种药用食物。洋葱的药用,其中一条在于它有降低血脂的作用。现代药理研究证实,洋葱中含有一种洋葱精油,可降低高脂血症患者的胆固醇,提高高脂血症患者体内纤维蛋白溶解的活性,对改善动脉粥样硬化很有益处。有人甚至还临床试验证实,洋葱防治高脂血症的效果优于某些药物。而且,洋葱还含有降血糖的成分,经常食用,不仅可降血脂、降血压,还可降血糖。对于高脂血症合并高血压病、糖尿病患者十分有益。

10. 高脂血症患者宜常适量吃芹菜

芹菜原产地中海沿岸。我国栽培芹菜,据说已有两千多年的历史。芹菜有唐芹和西芹两种,常吃的是唐芹,西芹只有在南方才能吃到。芹菜的特点是株肥,脆嫩,渣少,为生活中的常用蔬菜之一,既可热炒,又能凉拌,深受人们喜爱。近年来诸多研究表明,芹菜是一种具有很好药用价值的蔬菜。现代医学研究表明,芹菜具有降低血清胆固醇作用,并可治疗高脂血症、高血压病。有临床治疗高血压病及降低血清胆固醇资料报道:取生芹菜去根,用凉开水洗净,绞汁,加入等量蜂蜜,每日3次,每次口服90毫升,治疗16例,有效14例,无效2例。

11. 高脂血症患者宜常适量吃萝卜

萝卜又名莱菔、罗服。我国是萝卜的故乡,栽培食用历史悠久。萝卜营养丰富,有很好的食用、医疗价值。俗语说"常吃萝卜菜,啥病也不害","常吃萝卜喝热茶,不用大夫到自家","冬吃萝卜夏吃姜,一年四季保安康"。可见萝卜对人体有十分重要的保健作用。有资料报道,吃萝卜还能促进胆汁分泌,有利于脂肪的消化,可避免脂肪在皮下堆积。并发现,萝卜还有降低血胆固醇,预防高血压病、冠心病的作用。因此,对于有高脂血症、高脂血症伴有高血压、冠心病、糖尿病的中老年人来说,经常服食萝卜汁及萝卜配伍制作的食疗、药膳食品是大有裨益的。

12. 高脂血症患者宜常适量吃黄瓜

黄瓜所含的膳食纤维能促进肠道排出食物废渣并能减少胆固醇的吸收。黄瓜中的某些成分可以抑制体内糖类转变成脂肪,有减肥和调整脂质代谢的功效。患有高脂血症且体重超重的人多吃黄瓜很有好处。还有资料显示,黄瓜汁可以美容,用捣碎的黄瓜擦洗面部可减少皮肤皱纹。需要指出的是:黄瓜性味寒凉,胃寒及慢性支气管炎患者发作期不宜食用,对于脾胃虚寒之人,黄瓜当水果生吃,不宜过多。脾胃虚弱、腹痛腹泻、肺寒咳嗽都应少吃。

13. 高脂血症患者宜常适量吃西红柿

现代医学研究结果表明,西红柿具有较好的降肝脂、降血脂作用,被称为降低血脂的辅助剂。药理实验研究结果证明,口服西红柿果胶,可降低喂饲胆固醇大鼠的血清及肝中胆固醇含量。西红柿含有丰富的膳食纤维,若将西红柿皮洗净,连皮一起食用,则摄入膳食纤维更多,西红柿膳食纤维与体内生物盐结合后,可由消化道排出体外,而体内生物盐需由胆固醇来补充,这样随着体内生物盐的排出,血液中胆固醇的含量就减少了。西红柿所含维生素 C 相当丰富,还具有良好的护肝作用。

需要说明的是:青色未熟的西红柿忌食用。据有关资料说,青西红柿和马铃薯芽眼或黑绿皮者的毒性相同,均含有生物碱苷(龙葵碱),其为针状结晶体,对碱非常稳定,但能够被酸水解。所以,未熟的青西红柿吃了常感到不适,轻则口腔苦涩,严重的时候还会出现中毒现象。而青西红柿熟了以后,就不含龙葵碱了。

14. 高脂血症患者宜常适量吃山楂

现代中医药学研究证实,山楂有降血脂作用,并对防治动脉粥样硬化有重要意义。山楂的不同提取部分对不同动物造成的各种高脂血症模型有较肯定的降血脂作用,不仅可降低血中胆固醇,还可减少脂质在肝脏的沉积,具有保肝、护肝作用。有人用山楂治疗高胆固醇血症患者许多例,一个半月后,绝大多数人的胆固醇下降,疗效较为明显;同时治疗三酰甘油血症患者,服用一个半月后,有近40%的人降至正常。实践已证明山楂可用于各种类型高脂血症的预防和治疗,常用剂量为每次10~20克。

15. 高脂血症患者宜常适量吃红薯

红薯含热能低,又颇具饱腹感,无论是用做主食还是副食,都是一种良好的减肥、降脂食品。据测定,每100克红薯含脂肪仅为0.2克,是大米的1/4。因此,红薯被划为低热能、低脂肪食品中的佼佼者。除此之外,红薯还含有均衡的营养成分,如维生素A、B族维生素、维生素C、纤维素,以及钾、铁、铜等十余种微量元素,其中纤维素对肠道蠕动起良好的刺激作用，促进排泄畅通。同时，由于纤维素在肠道内无法被吸收，有阻止糖类变为脂肪的功能。故而，食疗专家称红薯为营养最平衡的保健食品之一，也是理想而又花费不大的降脂、减肥食物。正因为如此，近年来红薯在国外备受青睐。时下，日本人把烤红薯作为一种"美味健康食品"，甚至在东京、大阪的大宾馆内都有烤红薯出售。欧美人还设计出以红薯为原料制作的冰淇淋、点心、糖果等。在一些餐馆，吃面包可以免费，吃红薯却要付钱。

16. 高脂血症患者宜常适量喝绿茶

西湖龙井是绿茶的代表品种。绿茶属于不发酵茶，所以此类茶叶内的天然物质，如茶多酚、咖啡碱及维生素 C 等大部分维生素都能得以保存。医学研究还发现，在降低人体胆固醇含量方面，喝绿茶较服用昂贵的药品更有效。喝起来淳而涩的绿茶，可降低人体胆固醇含量，还能显著降低血清三酰甘油，可以预防和缓解脂肪肝、高脂血症、动脉粥样硬化症及冠心病等病症。

绿茶可以说已经成为茶界的明星。但需要指出的是：绿茶性凉而微寒，味略苦，脾胃虚寒者不宜过多饮用，但它的营养成分较之其他茶品种高，适合胃热者饮用。

17. 高脂血症患者宜食用的油类

(1)宜常适量吃玉米油：玉米胚油又称玉蜀黍油、粟米油。它是从玉米中分离的玉米胚芽，采用压榨方式精制而成。它既去除了油脂中的各种有害物质，又保留下玉米胚油所特有的营养与芳香,是家庭健康所需的高级食用油。事实上在欧美发达国家,玉米胚油作为一种具有更高营养、更有益于健康的食用油,享有"健康油"、"放心油"、"长寿油"等诸多美誉。

玉米油不饱和脂肪酸高达80%以上,其中50%是亚油酸,吸收率非常高,是高血压病、高脂血症、冠心病和肥胖患者的理想食用油。它有延缓人体衰老的功效,可降低人体内胆固醇的含量,增强人体肌肉和心脏、血管系统的功能,提高机体的抵抗力,是一种胆固醇吸收的抑制剂。

(2)宜常适量吃花生油:临床观察中发现,食用花生油,可使肝内的胆固醇分解为胆汁酸,能促使其排泄增强。花生油不仅能降低胆固醇,还能预防中、老年人动脉粥样硬化和冠心病的发生。临床应用也表明,对高脂血症、冠心病、动脉硬化症、高血压病等病症,均有良好的治疗效果,降低胆固醇的作用亦较明显。这是因为花生油含不饱和脂肪酸80%以上(其中含油酸41.2%、亚油酸37.6%),还含有软脂酸、硬脂酸和花生酸等饱和脂肪酸19.9%,还含有磷脂、维生素E、胆碱等对人体有益的物质。

(三)高脂血症患者忌吃的食物

1. 忌过量吃蛋黄

高脂血症患者能吃蛋黄吗?这个问题恐怕是许多高脂血症患者遇到的问题。蛋黄含营养成分较多,但高脂血症患者食用蛋黄不利于其康复。因为蛋黄中含有大量的胆固醇等脂类,这些脂类需在肝脏内进行代谢。而患有高脂血症的人一般多伴有脂肪肝,如果过量吃蛋黄,会增加肝脏的负担,极不利于肝脏功能的恢复。因此,高脂血症患者忌过量吃蛋黄。但蛋清中含有胆碱、蛋氨酸等具有阻止脂肪在肝脏内堆积、贮存的作用,有利于肝功能的恢复。高脂血症患者应以食用蛋清为宜。

2. 不宜多吃瘦肉

社会上广泛流传这样一种观点,认为肥肉脂肪中含有大量饱和脂肪酸,对人体有害,常食肥肉会使人发胖,会引发体内血清胆固醇值升高,从而引发高脂血症、动脉粥样硬化、脑出血等心脑血管疾病。因此,很多人只吃瘦肉,不吃肥肉。瘦肉脂肪中的饱和脂肪酸低于肥肉的含量是无疑的,但不能笼统地讲瘦肉都是低脂肪的。食疗专家对各种动物肉的脂肪进行测定,以 100 克重量为准:兔肉为 0.4 克,牛瘦肉为 6.2 克,羊瘦肉为 13.6 克,而猪瘦肉却高达 28.8 克,若把猪瘦肉作为日常膳食结构中主要的食物来源,同样会影响高脂血症、动脉粥样硬化的康复。

3. 忌过量吃月饼

每年的中秋节到了,应节食品如月饼等就会成为一部分人的节日佳品,但高脂血症患者可不能因佳节而忘了身体健康,应控制热能和糖分的摄取。一般来说,高脂血症患者应避免食用含有蛋黄的月饼,因为一个蛋黄中约含有 250 毫克的胆固醇。专家指出,高脂血症患者应把月饼当成点心,而不是正餐,一天食用量不可超过一个,每次只能吃下一小块,且不能同时搭配含糖饮料,在食用月饼的同时,必须减少主食及油脂,以平衡饮食量。

4. 忌过量喝鸡汤

许多高脂血症患者、体弱多病者或处于恢复期的患者都习惯喝鸡汤补身体。但食疗专家提醒人们,高脂血症患者盲目以鸡汤进补,反而会加重病情。因为鸡汤中含有一定的脂肪,患有高脂血症的患者多喝鸡汤会促使血胆固醇进一步升高,可引起动脉硬化、冠状动脉粥样硬化等疾病。高血压病患者经常喝鸡汤,除引起动脉硬化外,还会使血压持续升高;鸡汤中含有较多的嘌呤,会导致高尿酸血症,从而会引起痛风;肾脏功能较差的患者也不宜多喝鸡汤,鸡汤内含有丰富的含氮浸出物,会增加肾的排泄负担;患有消化道溃疡的高脂血症患者也不宜多喝鸡汤,鸡汤有较明显的刺激胃酸分泌的作用,会加重病情。

5. 忌过量吃猪肝

猪肝是一种营养丰富的食物,是大多数人喜欢食用的食物。但食疗专家提醒,猪肝虽好也不宜多食。因为一个人每天从食物中摄取的胆固醇不应超过 300 毫克,而每 100 克新鲜猪肝中所含的胆固醇竟高达 400 毫克以上,所以,高脂血症患者、高血压病和冠心病患者同样应少食。另外,由于猪肝内维生素 A 含量丰富,过量食用可引起维生素 A 中毒。

6. 忌过量吃奶油

日常生活中的乳制品，除了牛奶和奶酪之外，常见的还有奶油。奶油也叫做稀奶油，它是从全脂奶的分离中得到的。分离的过程中，牛奶中的脂肪因为比重的不同，质量轻的脂肪球就会浮在上层，成为奶油。奶油现在之所以越来越得到人们的重视，主要是因为饮食的西化，奶油逐渐走进了人们的生活。

奶油中的脂肪含量仅为全脂牛奶的 20%～30%，营养价值介于全脂牛奶和黄油之间，平时可用来添加于咖啡和茶中，也可用来制作甜点和糖果。很多人以为，蛋糕房里用来制作蛋糕的就是奶油，其实是错误的。这种"鲜奶油"根本与奶油无关，它的主要成分是植物奶精，实际上是氢化植物油、淀粉水解物、一些蛋白质成分和其他食品添加剂的混合物。奶油食用也不可过量，食用过多奶油可能导致男性的前列腺增生、高脂血症。

7. 忌过量吃黄油

黄油的制作方法是将牛奶或稀奶油进行剧烈的搅动，使乳脂肪球的蛋白质膜发生破裂，乳脂肪便从小球中流出，失去了蛋白质膜的保护后，脂肪和水发生分离，慢慢上浮，聚集在一起，变为淡黄色。这时候，分离上层脂肪，加盐并压榨除去水分，便成为日常食用的黄油，也称为"白脱"。

黄油的主要成分是脂肪，其含量在 80% 左右，剩下的主要是水分，基本不含蛋白质。牛奶中的脂溶性营养成分都存在于乳脂肪当中,包括维生素 A、维生素 D、少量的维生素 K 和胡萝卜素等。因此,黄油是维生素 A 和维生素 D 的极好来源,它的黄色则来自于胡萝卜素。但是,黄油中含有大量饱和脂肪酸和胆固醇,钙和蛋白质的含量则比较低,营养价值要低于全脂牛奶和奶油。另外,在食用方法上,黄油一般很少被直接食用,通常用作食物辅料。所以,想减肥和患有高脂血症的人忌过量摄入。

8. 忌吃动物内脏

大多数人有偏爱吃动物内脏的习惯,常认为"以脏养脏",所谓"吃什么补什么"、"吃脑补脑"、"吃肝补血"、"吃腰补肾"。然而,动物内脏(肝、肾、肚肠、脑等)大多属于高胆固醇食物,比其他食物的胆固醇含量高出好多倍。因此,为了避免摄入过多的胆固醇,高脂血者应严格限制进食动物内脏。高脂血症伴有冠心病、高血压病、糖尿病的人更应少食。

9. 忌过量喝咖啡

说起咖啡,有人喻之为"西方饮料的上帝"。适当饮用咖啡,不仅能缓解疲劳,振奋精神,而且对提高脑力和体力劳动的效率颇有裨益。所以,咖啡在现代人们生活中的位置越来越重要,同时科学家们也一直在关注着咖啡与血脂、心脏病之间的关系。但研究发现,少量饮用咖啡可以使高密度脂蛋白升高,有利于预防冠心病,并且认为饮用咖啡后,可使储藏的脂肪分解,有减肥的功效,虽然可能因此引起血中游离脂肪酸浓度上升,但利大于弊。但大量饮用咖啡可能使血中游离脂肪酸增加,血胆固醇升高,容易引起冠心病,故应忌过量饮用之。

10. 忌过量饮酒

正常人少量饮酒(白酒、啤酒)可促进血液循环,可引起高密度脂蛋白升高,从而具有将周围组织细胞的胆固醇转运到肝脏分解代谢和排出的功能,有利于动脉粥样硬化等疾病的预防。但是,酒精在体内主要由肝脏进行代谢,过量饮酒也是高脂血症的病因之一,因为酒精本身就是引起高脂血症的主要病因。

有统计表明,由酒精引起的高脂血症中 20%~30% 有发展为肝硬化的可能,甚至能导致肝癌。在酒精性肝病的组织学改变中,酒精性高脂血症出现最早。有长期饮酒习惯的人,如果常有全身倦怠、疲劳、食欲缺乏、腹胀、恶心、呕吐、左上腹及脐周或剑突下痛等都有可能已是高脂血症。所以,高脂血症患者尤其是酒精性高脂血症、高脂血症伴肝功能不正常者应该少饮酒,最好禁酒。

11. 忌过量吃巧克力

巧克力是一种含热能很高的精制食品,它除了含有大量的糖分外,还含有较多的脂肪和蛋白质。巧克力味道香甜,很受人们喜爱,特别是由于生产中精磨的作用,使巧克力内含有铁质,这对人们补充铁质尤为有益。但有些人认为巧克力是高级营养佳品,因而尽量满足自身对巧克力的食欲。事实上,人们不加节制地过量食用巧克力会影响自身的健康。医学专家认为,巧克力虽好,但也不宜多吃,过量食用会造成

三、高脂血症养护细节

血脂增高。

12. 忌食用的油类

(1)忌食用氢化油:什么是氢化油呢？氢化油是指在液体植物油中注入氢气,使它固化,变得更稳定。氢化油的分子结构是扭曲的,在自然界中找不到。你的基因不认识它,你的身体不能处理它。氢化油会使血液中的三酰甘油和低密度脂蛋白升高,高密度脂蛋白降低,从而增加心血管疾病的危险。那么,为什么食品厂家把天然植物油转化成为氢化油呢？这是因为氢化油可以把产品保质期延长,但它缩短消费者的寿命。快餐和超市的很多烤制食品都含有氢化油,如起酥油、炸鸡、炸薯条、曲奇和巧克力。所以,喜欢食用此食品的人要防止氢化油的危害。

(2)忌吃油过量:食用油属于脂肪类物质,食用油吃少了有损健康,吃多了同样有损健康。据调查,许多城镇居民在烹饪时不注意用油量,盲目追求口味,无限制地放油,烹饪出的菜肴全部浸在油中,有相当多的人每日食用油超量。事实上也是如此,中国营养协会说目前全国人均年食用植物油占有量已达15千克,折算后平均每人每天消费食用植物油每天41克,远远高出中国营养学会推荐的每人每天25克的建议消费量。所以说目前我国居民吃油过量是普遍的事实,尤其是城镇居民平均吃油过量是客观存在的。由此可见,高脂血症患者生活中只有对油脂的摄入量严加控制,才能保证自身的健康。

小贴士

炒菜用油多不仅会影响菜的滋味,而且还伤害人体健康。这是因为炒菜用油过多,其他调味品不易渗入原料内部,影响菜的滋味;食物外部包了一层油脂,食后在胃肠里的消化液亦不能完全同食物接触,不利于食物的消化吸收,时间长了容易引起腹泻。常吃用油多的菜,还会促使胆汁和胰液大量分泌,诱发胆囊炎、胰腺炎等疾病,所以日常生活切记炒菜用油以适量为宜。

（3）忌过量吃动物油:高脂血症患者要少吃动物油（如牛油、羊油等）,适当多吃植物油（如豆油、花生油等）,对高脂血症患者有很大的益处,并可以预防冠心病。植物油和动物油的不同在于植物油的不饱和脂肪酸含量很高,其中油酸和亚油酸的含量高达70％,尤其是大豆油、芝麻油、菜子油及向日葵油等所含的不饱和脂肪酸均在80％以上（不饱和脂肪酸具有抗血栓和降胆固醇作用）;而动物脂肪则含有较多的饱和脂肪酸和胆固醇。

但需要指出的是禁忌过量食用动物油,并非绝对禁止。比如少量食用猪油,对高脂血症患者的健康同样有促进作用。因为猪油中含有一种叫花生四烯酸的物质,它能降低血脂水平,并可与亚油酸、亚麻酸合成具有多种重要生理功能的前列腺素。

(四)高脂血症患者的饮食细节

1. 高脂血症患者饮食安排

我们已经知道人的胆固醇有一部分是体内自己制造,一部分靠饮食获得。因此,高脂血症并不完全都是吃出来的。高脂血症的发病原因很复杂,可因肾脏病、糖尿病、严重的肝脏病等而继发,也可因家庭遗传原因而得病,当然与不良生活习惯关系也很密切。尽管高脂血症不完全是吃出来的,但要预防此症还须从改善不良饮食习惯做起。原发性高脂血症患者控制饮食需要长期坚持合理膳食,也就是说,要科学安排饮食。近年来,国内外许多专家、学者对通过控制饮食降低血脂的途径进行了广泛而深入的研究,提出不少行之有效的饮食降低血脂法,现介绍如下。

(1)进餐宜慢食:医学研究发现,高脂血症患者日常就餐时减慢进食速度,可以达到降低血脂目的。经过观察,同样的食物同样的量,大多数的高脂血症男子用8~10分钟吃完,而健康人却用13~16分钟吃完。研究者指出,食物进入人体,血糖就要升高,当血糖升高到一定水平,大脑食欲中枢发出停止信号时,快食者往往已经吃了过多的食物,所以快食会引起高脂血症。若减慢进食的速度,则可有效地控制食量,起到降低血脂作用。所以,高脂血症患者在吃饭时要细嚼慢咽,以减慢进食速度,达到控制血脂的目的。

(2)宜食蔬果降低血脂:医学专家研究认为,多食蔬菜、水果有助于降低血脂。因为肉类食品很容易增加脂肪,在人体内储存起来而使血脂增高。蔬菜、水果中的蛋白质或糖类都不易转化为脂肪,特别是不含糖分的绿色蔬菜,可大大降低膳食的总热能与脂肪摄入量,对降低血脂更为有效。

(3)宜饭前喝汤:对于较为肥胖的高脂血症患者,食疗专家主张宜饭前喝汤。人们喜欢喝汤,除了汤能滋润肠胃,帮助消化,促进食欲外,很重要的一点还在于它有一定的食疗作用。饭前喝汤比吃别的营养丰富的菜摄入的热能要少209.2千焦(50千卡),因此对那些节制饮食减轻体重、降低体内过高血脂的人来说,如在1周内,有4次吃饭前喝汤,那么坚持10周,他们的体重将会减轻20%,血脂同样也会得到适当的控制。

(4)宜分食降低血脂:分食疗法是防治高脂血症的有效方法之一。国外食疗专家研究提出的一种新式降低高血脂方法,即主要要求食者在每一餐中不能同吃某些食物。比如,在吃高蛋白、高脂肪的荤菜时,可以食用一种蔬菜,但不能喝啤酒,不能吃面包、马铃薯等糖类食品。究其原因,主要是人体脂肪由其他营养素转化而来,人们在食用高蛋白食品时,不食用糖类,人体内的血脂则有可能得到有效控制。

(5)宜三餐均衡:三餐均衡降低血脂法是控制高脂血症的有效方法之一。高血脂的人一日三餐要定时定量,早餐一定要吃,晚餐一定要少。不吃早餐,中午对付,晚上会餐,这样不利于降低血脂。不吃早餐的人,一上午要忍饥挨饿,一旦有机会吃东西,便会多吃,或在午饭前吃一些高糖、高脂肪的零食。一天下来,会比平时摄取更多的热能,倒不如把一天的热能应摄取量分为3顿或4顿吃,使血糖不至忽上忽下,而且比较容易控制食量。

(6)忌不吃早餐:虽说不吃早餐是所有人的禁忌之处,但对于高脂血症患者尤为重要。研究表明,不吃早餐的人,血中胆固醇比吃早餐的人要高33%左右,吃早餐的人比不吃早餐的人,患高脂血症可能性要小。临床也证实,早上起床后2小时内,心脏病发作的机会比其他时间高1倍左右,这种情况可能与较长时间没有进餐有关。科学家在研究血液黏稠度及血液凝集问题时发现,不吃早餐的人血液黏稠度增加,易引起血脂增高。

(7)季节饮食细节:人的血脂水平,在不同季节有非常显著的差异。血清胆固醇水平以秋季最高,夏季最低,而血清三酰甘油水平春季最高,秋季最低,所以秋季要减少蛋黄、动物内脏等高胆固醇食品的摄入,可适当增加动物性脂肪和植物油的摄入,防止血中胆固醇的增高和三酰甘油的减少,保证冬季的热能供应。夏季可适当增加蛋黄和动物肉类食品,保证体内所需胆固醇的供应。春季血清三酰甘油水平偏高,所以春季要减少动物性脂肪的摄入,同时要控制总热能摄入。

2. 高脂血症患者药茶降脂

荷叶消脂茶

【配　料】　鲜荷叶1张(干荷叶半张)。

【制　法】　将荷叶洗净,切细丝,入锅,加水适量,煎煮20分钟,过滤取汁即成。

【用　法】　代茶,频频饮用,当日服完。

【功　效】　健脾利湿,消脂减肥。主治各种类型的高脂血症,尤其适宜夏季服用。中药现代研究表明,荷叶有降血脂作用,对治疗高脂血症、动脉粥样硬化、冠心病有较为明显的疗效。据报道,某医疗机构以荷叶煎剂治疗高脂血症235例,降血胆固醇有效率为55.8%～91.3%,平均下降1.01毫摩/升(mmol/L);降低β-脂蛋白有效率79.1%,平均下降0.83毫摩/升;以荷叶制成的荷叶片,按每日3次,每次4片量服用,降胆固醇及三酰甘油的有效率分别为86.6%和83.4%,平均血胆固醇下降1.70毫摩/升,三酰甘油下降0.67毫摩/升。

乌龙降脂茶

【配　料】　乌龙茶8克。

【制　法】　每次取4克乌龙茶,放入有盖的茶杯中,用沸水冲泡,加盖闷10分钟即可饮用。每杯茶可连续冲泡3～5次。

【用　法】　代茶,频频饮用。

【功　效】　消脂减肥。主治各种类型的高脂血症、肥胖症。

螺旋藻橘皮茶

【配　料】　螺旋藻5克,鲜橘皮10克。

【制　法】　将植物钝顶螺旋藻拣去杂质,晒干备用。将鲜橘皮用清水反复洗净,切成细丝,与螺旋藻同入杯中,用沸水冲泡,加盖,闷15分钟即可饮用。一般可连续冲泡3～5次。

【用　　法】　代茶，频频饮用。

【功　　效】　降低血脂，健脾燥湿。主治各种类型的高脂血症。

绞股蓝银杏茶

【配　　料】　绞股蓝10克，银杏叶10克。

【制　　法】　将绞股蓝、银杏叶分别洗净，晒干或烘干，共研为细末，一分为二，装入绵纸袋中，封口挂线备用。每袋可冲泡3～5次。

【用　　法】　每日2次，每次1袋，冲泡代茶饮用。

【功　　效】　降低血脂。主治各种高脂血症。

香菇茶

【配　　料】　中等香菇(干品)5个。

【制　　法】　将香菇洗净，切成细丝，放入杯中，用沸水冲泡，加盖闷15分钟即可饮服。一般可连续冲泡3～5次。

【用　　法】　当茶，频频饮服。

【功　　效】　益气补虚，降低血脂，护肝。主治各种类型的高脂血症。

山楂绿茶

【配　　料】　鲜山楂3枚，绿茶3克。

【制　　法】　将鲜山楂拣去杂质，洗净，切成片，并将其核敲碎，与绿茶放入杯中，用沸水冲泡，加盖闷15分钟即可饮服。一般可冲泡3～5次。

【用　　法】　当茶，频频饮服，当日服完。

【功　效】　消食健胃,行气散瘀,解毒,降低血脂。主治各种类型的高脂血症。

牛奶砖茶

【配　料】　牛奶1瓶(约250毫升),砖茶5克。

【制　法】　烧锅置火上,加水300毫升,大火煮沸,投入切碎的砖茶,改用小火煮沸后保温5分钟,用洁净纱布滤去茶叶,回入锅中备用。将精盐放入牛奶中搅匀,使之充分溶解倒入茶汁中,煮沸后即可饮服。

【用　法】　早晚饮用。

【功　效】　清热解毒,补虚降脂。主治各种类型的高脂血症。

核桃酸牛奶

【配　料】　核桃仁30克,酸牛奶150毫升。

【制　法】　将核核仁晒干或烘干,研成细末备用。将酸牛奶与核仁细末同放入家用电动粉碎机中,捣搅1分钟即成。

【用　法】　早晚饮用。

【功　效】　补虚降脂。主治各种类型的高脂血症。

杜仲乌龙茶

【配　料】　杜仲5克,乌龙茶5克。

【制　法】　将上述药物一同用开水冲泡。

【用　法】　早晚饮用,每日1~2次。

【功　效】　补肝肾,强筋骨,降血压,降血脂。用于高血压病、高脂血症等。

青皮红花茶

【配　料】青皮10克,红花8克。

【制　法】将青皮、红花分别拣去杂质、洗净,青皮晾干后切成丝,与红花同入沙锅,加水浸泡30分钟,煎煮30分钟,用洁净布过滤,去渣取汁即成。

【用　法】当茶频频饮用,或早晚分服。

【功　效】疏肝解郁,行气活血。主治中医辨证为肝郁气滞型高脂血症。

枸杞降脂茶

【配　料】枸杞子15克,女贞子15克。

【制　法】将枸杞子、女贞子洗净,晒干或烘干,装入纱布袋,扎口后放入大杯中,用沸水冲泡,加盖闷15分钟即可饮用。一般可连续冲泡3～5次。

【用　法】代茶,频频饮用。

【功　效】滋补肝肾,散瘀降脂。主治肝肾阴虚型高脂血症。

3. 高脂血症患者宜吃的降脂粥

海带绿豆粥

【配　料】海带50克,绿豆30克,粳米100克。

【制　法】以上食物共煮粥。

【用　　法】　日服2次。

【功　　效】　健脾胃，降血脂。适用于高脂血症及高血压病。

淡菜粳米粥

【配　　料】　淡菜50克，粳米100克。

【制　　法】　淡菜温水浸泡3小时后煮开与粳米煮成粥。

【用　　法】　每日早晚温服。

【功　　效】　健脾胃，助消化，降血脂。适用于高脂血症及动脉粥样硬化。

山楂粳米粥

【配　　料】　山楂30克（或鲜山楂60克），粳米100克，砂糖适量。

【制　　法】　将山楂煎取浓汁，去渣，同洗净的粳米同煮，粥熟时放入砂糖，煮沸即可。

【用　　法】　每日早晚温服，10日为1个疗程。

【功　　效】　健脾胃，助消化，降血脂。适用于高脂血症、高血压病、冠心病，以及食积停滞，肉积不消。

【禁　　忌】　不宜空腹及冷食。

泽泻粳米粥

【配　　料】　泽泻10克，粳米100克，砂糖适量。

【制　　法】　先将泽泻洗净，煎汁去渣，入淘净的粳米共煮成稀粥，加入砂糖，稍煮即成。

【用　　法】　每日1～2次，温热服。

【功　效】降血脂，消水肿。适用于高脂血症、小便不利、水肿等。

陈皮苡仁粥

【配　料】陈皮15克，薏苡仁、粳米各50克，白糖适量。

【制　法】将陈皮择净，放入锅中，加清水适量，浸泡5～10分钟后，水煎取汁，加薏苡仁、粳米煮粥，待熟时调入白糖，再煮沸即成。

【用　法】每日1剂，温热服食。

【功　效】利湿，祛痰，降脂。适用于痰浊中阻型高脂血症。

陈皮茯苓粥

【配　料】陈皮、茯苓各10克，粳米100克。

【制　法】将前2药择净，放入锅中，加清水适量，浸泡5～10分钟后，水煎取汁，加粳米煮为稀粥。

【用　法】早晚餐服食。

【功　效】健脾胃，助消化，降血脂。适用于高脂血症。

菊花决明粥

【配　料】菊花10克，决明子10克，粳米100克，冰糖适量。

【制　法】先把决明子放入沙锅内炒至微有香气，取出，待冷后与菊花煎汁，去渣取汁，放入粳米煮粥，粥将熟时，加入冰糖，再煮1～2沸即可食。

【用　法】　早晚餐服食。

【功　效】　清肝明目,降压通便。适用于高血压病、高脂血症,以及习惯性便秘。

【禁　忌】　大便泄泻者忌服。

三七首乌粥

【配　料】　三七5克,制何首乌15克,粳米100克,大枣3枚,冰糖适量。

【制　法】　先将三七、何首乌洗净,放入沙锅内煎取浓汁,去渣,取药汁与粳米、大枣、冰糖同煮为粥。

【用　法】　早晚餐服食。

【功　效】　益肾养肝,补血活血,降血脂,抗衰老。适用于老年性高脂血症、血管硬化、大便干燥,以及头发早白、神经衰弱等。

【禁　忌】　大便溏薄者忌服。服首乌粥期间,忌吃葱、蒜。

玉米粉粥

【配　料】　玉米粉、粳米各适量。

【制　法】　先以玉米粉适量,冷水溶和,待粳米粥煮沸后,调入玉米粉同煮为粥。

【用　法】　早晚餐服食。

【功　效】　益肺宁心,调中开胃。可作为高脂血症、冠心病、动脉硬化的辅助食疗。

紫皮大蒜粥

【配　料】　紫皮大蒜头30克，陈小米100克。

【制　法】　将紫皮大蒜头除去外皮，洗净后切碎，剁成蒜蓉备用。将陈小米淘洗净，放入沙锅，加水适量，大火煮沸后改用小火煨煮至小米熟烂稠黏，粥成时调入紫皮大蒜蓉，拌和均匀即成。

【用　法】　早晚分服。

【功　效】　降脂护肝。适用于各种类型的高脂血症。

花生小米粥

【配　料】　花生30克，大枣5枚，小米100克，红糖10克。

【制　法】　将花生拣去杂质，剔除有芽头及已有黄霉斑的坏花生米，洗净，晒干或烘干，入锅，小火翻炒至熟，研成细末备用。将大枣洗净，放入清水中浸泡片刻，与淘洗干净的粟米同入沙锅，加水适量，大火煮沸，改用小火煨煮至粟米熟烂，粥成时调入花生细末及红糖，拌和均匀即成。

【用　法】　早晚分服。

【功　效】　补虚降脂。适用于各种类型的高脂血症。

黄豆小米粥

【配　料】　黄豆50克，小米100克。

【制　法】　将黄豆洗净，放入清水中浸泡过夜，次日淘洗干净备用。将小米淘洗净，与黄豆同入沙锅，加足量清水，大火煮沸后，用小火煨煮至黄豆熟烂为度。

【用　　法】　早晚分服。

【功　　效】　健脾宽中,活血通脉,降低血脂。适用于各种类型的高脂血症。

绞股蓝粥

【配　　料】　绞股蓝 15 克,小米 100 克。

【制　　法】　将绞股蓝拣去杂质,洗净,放入药袋,扎口备用。将小米淘净后放入沙锅,加入适量清水,先用大火煮沸,加入绞股蓝药袋,继续用小火煨煮 30 分钟,取出药袋,滤尽药汁,再用小火煨煮至小米熟烂即成。

【用　　法】　每日早晚温服。

【功　　效】　降低血脂。适用于各种类型的高脂血症。现代中药研究发现,绞股蓝能降血脂,降血压,增加冠脉和脑血流量,在防治高脂血症、动脉粥样硬化症、高血压病、冠心病、中风、糖尿病,以及肥胖症等方面效果显著。

4. 高脂血症患者宜喝的降脂汤

冬瓜海带汤

【配　　料】　冬瓜 80 克,海带 30 克,薏苡仁 10 克,白糖适量。

【制　　法】　将海带洗净,切丝,冬瓜切块,三者加水同炖至熟烂后,白糖调服。

【用　　法】　每日 1 剂,佐餐食用。

【功　　效】　利尿,降胆固醇,降血压。适宜于高脂血症、高血压病患者饮用。

冬瓜玉米汤

【配　料】　胡萝卜300克,冬瓜500克,嫩玉米1个,冬菇(浸软)5朵,猪瘦肉150克,姜2片,食盐适量。

【制　法】　胡萝卜去皮洗净,切块;冬瓜洗净,切厚块;玉米洗净,切块;冬菇浸软后,去蒂洗净;猪瘦肉洗干净,氽烫后再洗干净。适量水煲滚,下胡萝卜、冬瓜、玉米、冬菇、猪瘦肉、姜片,煲滚后以慢火煲2小时,下食盐调味即成。

【用　法】　佐餐食用。

【功　效】　利尿,降胆固醇,降血压。适宜于高脂血症、高血压病等患者食用。

海带木耳汤

【配　料】　海带、黑木耳各15克,猪瘦肉60克。

【制　法】　海带、黑木耳泡发,洗净,切丝,猪瘦肉洗净,切丝或薄片,用淀粉拌好,与海带丝、木耳丝同入锅,煮沸30分钟,加入味精和淀粉勾芡,搅匀即成。

【用　法】　佐餐食用。

【功　效】　利尿,降胆固醇,降血压。适宜于高脂血症、高血压病。

菊花鲜鱼汤

【配　料】　杭菊花10克,鲜河鱼1条(250～500克,去杂,洗净)。

【制　法】　杭菊花、鲜河鱼加入酒、姜、葱等调料后一起煮汤。

【用　法】　佐餐食用。

【功　效】　平肝熄风，清热明目。适用于高脂血症、高血压病伴头晕、头痛、目赤、咽痛等症。

（五）运动有益于防治高脂血症

1. 步行运动

步行运动是防治高脂血症的有效方法之一。世界卫生组织（WHO）提出：最好的运动是步行。这是因为人是直立行走的，人类的生理与解剖结构最适合步行。科学最新研究表明，适当有效的步行可以明显降低血脂，预防动脉粥样硬化，防止冠心病和抗衰老。

步行是惟一能坚持一生的有效运动方法，是一种最安全、最柔和的运动方式。步行运动有利于精神放松，减少焦虑和压抑的情绪，提高身体免疫力；能使心血管系统保持良好的功能，比久坐少动者肺活量大；有益于预防或减轻肥胖；促进新陈代谢，增加食欲，有利于睡眠；还有利于防治关节炎。各种高脂血症患者均可采用步行运动。步行可在早晨、黄昏或临睡前进行，时间一般为15～50分钟，每天1～2次，速度可按个人的身体状况而定。

2. 慢跑运动

慢跑是防治高脂血症的有效方法之一，长期坚持锻炼，可使血脂平稳下降,脉搏平稳,消化功能增强,症状减轻。跑步时间可由少逐渐增多,以15~30分钟为宜;速度要慢,不要快跑。在进行健身跑前要做心电图运动试验以检查心功能,并测定血脂,以观察慢跑的效果。高脂血症患者的健身跑不要求一定的速度,而以跑步后不产生头晕、头痛、心慌、气短和疲劳感等症状为宜;最高心率要控制在130次/分以下;跑步时要求精神放松,步伐轻松是十分重要的;要避免清晨和晚间进行慢跑。

3. 太极拳运动

太极拳运动对防治高脂血症有显著作用,是防治高脂血症的有效方法之一,适用于各类高脂血症患者。据有关资料显示,长期练习太极拳的中老年人,其血脂测定大多好于同年龄组的普通老年人。高脂血症患者打太极拳的主要作用有:能够使全身肌肉放松,使血管紧张度下降;因用意念引导动作,有助于消除精神紧张因素对人体的刺激,有利于高血脂的下降。另外,太极拳包含着平衡性与协调性的动作,有助于改善高脂血症患者动作的平衡性和协调性。太极拳种类繁多,有繁有简,可根据每人状况自己选择。患者如属高脂血症合并冠心病、高血压病或糖尿病,因体力不支不能打完全套太极拳,选择其中几节反复练习也会收到效果。

4. 甩手运动

甩手是一种十分简易的锻炼方法,对于高脂血症患者,特别是高脂血症伴有其他较为严重疾病者尤为适宜,它有利

于活跃人体生理功能,行气活血,疏通经络,从而增强体质,提高机体抗病能力。甩手方法及注意点如下:

站立姿势:双腿站直,全身肌肉尽量放松,两肩两臂自然下垂,双脚分开与肩同宽,双肩沉松,掌心向内,眼平视前方。

摆臂动作:按上述姿势站立,全身松静1~2分钟后,双臂开始前摆(勿向上甩),以拇指不超过脐部为度(即与身体成45°),返回来,以小指外缘不超过臀部为限,如此来回摆动。甩手要根据自己的体力,掌握次数和速度,由少到多,循序渐进,使身体适应之,才能达到锻炼的目的;甩手要全身放松,特别是肩、臂、手部,以利气血通畅,以腰肌带动甩手,不能只甩两臂,动腰才能增强内脏器官;甩手要自然呼吸,逐渐改为腹式效果更好,唾液多时咽下。烦躁、生气、饥饿或饱食时禁锻炼。甩手后保持站立姿势1~2分钟,做些轻松活动即可。

5. 游泳运动

游泳运动是一项全身性的运动项目,所有的肌肉群和内脏器官都参加有节奏的活动。运动量与运动强度可大可小。对于高脂血症者,游泳的好处如下:

(1)是一种锻炼血管的体操。慢速度的游泳可以使身心得到明显的放松。

(2)在夏季可以接受充足的紫外线,增强皮肤的抵抗力,防止皮肤病和某些慢性疾病。

(3)可以促进全身运动,促进机体的全面发展,达到减肥的效果。

(4)长期坚持,呼吸肌会得到很好的锻炼,从而改善和发展呼吸功能。

(5)促使增加新陈代谢,增强机体适应外界环境变化的能力,抵御寒冷,预防疾病。

6. 跳绳运动

跳绳是以较为剧烈地运动降低血脂的方法之一。跳绳花样繁多,可简可繁,随时可做,一学就会,特别适宜于在气温较低的季节,而且对女性尤为适宜。从运动量来说,持续跳绳10分钟,与慢跑30分钟或跳健身舞20分钟相差无几,可谓耗时少、耗能大的有氧运动。但需要指出的是:跳绳只适用于早期轻度的高脂血症患者,而且在跳绳时还必须掌握科学的方法,并且在运动前须先咨询医生。

跳绳起跳和落地都要用脚尖,同时脚尖和脚跟须用力协调,防止扭伤;切记不能用脚后跟着地,否则长时间跳跃会损伤脚踝和脊柱等;膝部要微屈,这样可以缓和膝部和脚踝与地面接触时的冲撞,防止受伤,最重要的是避免跳起后两脚往前伸;跳绳时不必跳得过高,以能让绳子通过为宜;当跃起时,不要极度弯曲身体,要成为自然弯曲的姿势;跳时,呼吸要自然有节奏。总之,只要掌握跳绳的技巧,微屈膝盖,用脚尖和脚掌着地,就能降低对身体的冲击。

7. 爬楼梯运动

如果您的工作较忙,难于抽出时间安排锻炼,那么运动降低血脂的方法可以选择爬楼梯。爬楼梯和爬山相似,最方便,这样不但锻炼了身体,还有助于减肥,降低血脂。有人调查证实,1周登5 000级(每天714级,相当于上下6楼3次)死亡率比不运动者低1/3。爬楼梯能量消耗,比静坐多10倍,比散步多3倍,比步行多1.7倍,比打乒乓球多1.3倍,网球1.5倍,比骑自行车多1.5倍。爬6层楼2~3次相当跑800~1 500米的运动量。上下楼还是一种全身运动,运动时下肢肌肉、骨、关节、韧带都能得到锻炼,使肌肉发达,关节灵活,同时使神经系统的反应更灵敏;可使全身血液循环加快,改善心肺功能,促进消化吸收,改善血脂代谢,延缓动脉硬化的发生,并使心脏处于良好的功能状态。但这种运动对于老年人或有心脑血管并发症、下肢关节有损伤者是禁忌的。即使体质好的患者,亦应重视经常的自我检测,以防导致伤害。

8. 爬山运动

爬山,确实是艰苦的。可是,当你爬到山顶,征服一座山峰又一座山峰时,就会感受到无比的兴奋、快乐和满足。高脂血症患者,如果体质好,且需要减少体内过高的血脂,锻炼体魄,那么爬山的效果是不错的。爬山对练脚劲和心肺功能,要比长跑和游泳似乎更有效,更易实行。对于高脂血症患者来说,不论选择什么样的锻炼方式,首先要有锻炼的基础。特别是爬山,属于一种耗氧量很大的运动,一定要有个适应的过程。在爬山的过程中要注意自我的感觉,如果觉得胸闷,不舒服,或是运动后夜间失眠等,就说明运动过度了,应该暂停爬山。到了一定年龄的人(女性50岁以上,男性40

岁以上）都属于冠心病的多发人群，当高脂血症同时患有高血压病、冠心病，特别是慢性冠状动脉供血不足时是不适宜爬山的。

（六）看懂检验单及药物治疗细节

1. 血脂检验单中的英文符号

目前，临床上常用的血脂检验项目主要有：总胆固醇、三酰甘油、高密度脂蛋白、低密度脂蛋白、载脂蛋白A、载脂蛋白B等6项。不同的医院因医疗条件不同，以上项目不一定都能检查。但在看检验单时最常遇到的问题是看不懂上面写的一些简写英文代号。在此，介绍一些检验单上常用的符号。

TC：血浆总胆固醇，也有用T-CHO表示血浆总胆固醇的。

TG：三酰甘油。

HDL：血浆高密度脂蛋白；HDL-C：血浆高密度脂蛋白胆固醇。

LDL：血浆低密度脂蛋白；LDL-C：血浆低密度脂蛋白胆固醇。

ApoA1：血浆中载脂蛋白A1。

ApoB：血浆中载脂蛋白B。

一般情况下，在检验单上都标有正常参考值，可对比测定的各项指标是否超过了正常范围。需要说明，医疗单位之间由于测定血脂使用的方法、检验的条件等有所差异，各项指标的正常值可能不完全相同。

2. 血脂检验中主要数值的意义

（1）总胆固醇检验的临床意义：增加见于胆道梗阻、肾病综合征、慢性肾小球肾炎、淀粉样变性、动脉粥样硬化、高血压病、糖尿病、甲状腺功能减退、传染性肝炎、门脉性肝硬化、某些慢性胰腺炎、自发性高胆固醇血症、家族性高 α-脂蛋白血症、老年性白内障及牛皮癣等。减少见于严重贫血、急性感染、甲状腺功能亢进、脂肪痢、肺结核、先天性血清脂蛋白缺乏及营养不良。

（2）三酰甘油检验的临床意义：增高见于高脂血症、动脉粥样硬化、冠心病、糖尿病、肾病综合征、胆道梗阻、甲状腺功能减退、急性胰腺炎、糖原贮积症、原发性三酰甘油增多症。

（3）高密度脂蛋白或高密度脂蛋白胆固醇减少的临床意义：提示易患冠心病。

（4）低密度脂蛋白或低密度脂蛋白胆固醇增多的临床意义：提示易患动脉粥样硬化所导致的冠心病、脑血管病。

（5）载脂蛋白检验的临床意义：ApoA1、ApoB 可用于心脑血管风险度的估计。ApoA1 下降和 ApoB 增高，以及 ApoA1/ApoB 下降在心脑血管病最为明显，还见于高脂蛋白血症和其他异常脂蛋白血症。由于研究证实载脂蛋白（特别是 ApoA1 和 ApoB）的含量变化较高密度脂蛋白（HDL）、低密度脂蛋白（LDL）及极低密度脂蛋白（VLDL）更易区别正常与异常，因而是监测心脑血管疾病及其他许多疾病更为重要的指标，备受临床重视。

3. 血脂检验应注意事项

进行血脂检验时,医生会告诉你抽血当天不要吃早饭,此前必须空腹12小时以上。这是为什么呢?因为一个人餐后几小时内,其血中脂质和脂蛋白的成分和含量发生了某些变化。如果进食脂类食物,则血液可出现乳糜微粒,同时三酰甘油含量也可显著增高。这是一种正常的生理现象,是由于血液中脂蛋白脂酶还来不及对脂类彻底水解的缘故。此时抽取的血液相当混浊,测定血清三酰甘油浓度可为空腹时的数倍乃至数十倍,此种现象可持续6～8小时。除乳糜微粒和三酰甘油含量增高外,其他脂质和脂蛋白成分也有变化,一直到12小时以后才慢慢地恢复到原来空腹时的基础水平。虽然进食糖类食物,如米饭、馒头、糕点等,也可引起脂质和脂蛋白含量的变化,但是变化的程度不像脂肪那么明显。所以要使血脂检验比较准确,一定要做到抽血检查时已保持空腹12小时以上。

4. 高脂血症治疗宜用的药物

(1)他汀类:为目前临床上应用最广泛的一类调脂药物。主要用于治疗高胆固醇血症。由于这类药物的英文名称均含有"statin",故常简称为他汀类。现已有5种他汀类药物可供临床选用:分别为:洛伐他汀(lovastatin),常见药物有美降之、罗华宁、洛特、洛之特等,血脂康的主要成分也是洛伐他汀。辛伐他汀(simvastatin),常见药物为舒降之、理舒达、京必舒新、泽之浩、苏之、辛可等。普伐他汀(pravastatin),

常用药有普拉固、美百乐镇。氟伐他汀(fluvastatin)，常见药有来适可。阿托伐他汀(atorvastatin)，常见药为立普妥、阿乐。该类药物最常见的不良反应主要是轻度胃肠反应、头痛。

（2）贝特类：贝特类药物的主要适应证为：高三酰甘油血症或以三酰甘油升高为主的混合型高脂血症。目前临床应用的贝特类药物，主要有环丙贝特、苯扎贝特、非诺贝特及吉非贝齐。据临床实践，这些药物可有效降低三酰甘油22%～43%，而降低总胆固醇仅为6%～15%，且有不同程度升高高密度脂蛋白的作用。该药常见的不良反应为胃肠反应、恶心、腹泻，严重者可导致肝损害。

（3）胆酸螯合剂：这类药物可阻止胆酸或胆固醇从肠道吸收，使其随粪便排出，促进胆固醇降解，适用于除家族性高胆固醇血症以外的任何类型的高胆固醇血症，其不良反应为胀气、恶心、呕吐、便秘等。

（4）烟酸类：烟酸可降低三酰甘油酶活性，并可抑制肝细胞利用辅酶A合成胆固醇，故可降低三酰甘油、胆固醇。其主要不良反应是面部潮红、瘙痒、胃肠道症状，严重者可使消化性溃疡恶化，偶见肝功能损害。烟酸类药物属B族维生素，当用量超过其作为维生素作用的剂量时，可有明显的降低血脂作用。该类药物的适用范围较广，可用于除纯合子型家族性高胆固醇血症及Ⅰ型高脂蛋白血症以外的任何类型高脂血症。但是，该药的速释制剂不良反应大，一般不单独应用。缓释制剂的不良反应大大减少，主要为颜面潮红。对于烟酸降低血脂的作用机制，目前医学界尚不十分明确。

(5)复方降血脂药物

①血脂康。血脂康胶囊是以现代高科技与中医学相结合生产出的高品质纯天然生物制剂,具有很高的安全性。动物急性毒性实验表明,其最大耐受量在16克/千克以上,相当于临床用药量的533倍。这证明血脂康安全、无毒。迄今为止,经过对上千例患者临床用药试验观察,未发现一例有临床意义的毒副反应。受检患者一般情况、血尿常规、血液生化学指标及心电图等,均无一例有异常变化。仅有极个别严重胃病患者,服药后出现轻度腹胀感,但无需停药即可缓解,孕妇及哺乳期女性应注意慎用。因此,血脂康胶囊是最适合长期服用的调脂中成药。

②脂必妥。脂必妥的主要成分为:山楂、白术、红曲等,具有消痰化瘀、健脾和胃的功效。主治痰瘀互结、血气不利所致的高脂血症。症见气短,乏力,头晕,头痛,胸闷,腹胀,食少纳呆等。也可用于高脂血症及动脉粥样硬化引起的其他心血管疾病的辅助治疗。口服,每次3片,每日3次。需要注意的是:孕妇及哺乳期妇女禁用。服药期间及停药后应尽量避免高脂饮食,如肥肉、禽肉皮、内脏、蛋黄等。

③降脂通络软胶囊。降脂通络软胶囊具有活血行气、降脂祛浊的功效,适用于高脂血症。症见胸胁胀痛,心前区刺痛,胸闷,舌尖边有瘀点或瘀斑,脉弦或涩等属血瘀气滞者。口服,每次2粒,每日3次,饭后服用;或遵医嘱。临床前药效学试验表明,降脂通络软胶囊可使高脂血症血清胆固醇、三酰甘油和低密度脂蛋白降低,还可使肝脏胆固醇含量降低,使血清和肝脏中的过氧化脂质含量降低,使血浆纤维蛋白原含量降低。

④绞股蓝总苷胶囊。绞股蓝总苷胶囊为高血脂类非处方药药品。主要成分是绞股蓝总苷。具有养心健脾、益气和血、除痰化瘀、降血脂的功效。适用于高脂血症,症见有心悸气短,胸闷肢麻,眩晕头痛、健忘耳鸣,自汗乏力,或脘腹胀满等心脾气虚、痰阻血瘀者。研究证明,绞股蓝总苷软胶囊在胃中溶解时间明显短于同类药物的片剂及普通胶囊剂,其吸收量远大于同类药物的其他剂型,停药后血脂反弹间隔时间较其他同类药品延长2~3倍,具有较高的生物利用度。

⑤茶色素胶囊。茶色素胶囊主要用于心血管疾病、脑血管疾病,如脑血管意外、高脂血症、高纤维蛋白原血症、高黏血症、高凝状态、动脉粥样硬化症等的治疗和预防。可用于糖尿病、肾病综合征、脂肪肝等合并上述高脂血症等的辅助治疗。每日3次,每次服用1粒,饭后服用,20日为1个疗程。久治不愈或病情复发者,每日3次,每次2粒,其效果更佳。临床应用未见明显不良反应。需要注意的是:有出血或有出血倾向的患者慎用。出血停止后可在医生指导下服用。

5. 高脂血症患者针灸治疗

针灸是中医学宝库中的一枝奇葩,在调理高脂血症中也能发挥重要的作用。针灸降低血脂操作简便,安全可靠,患者痛苦小,因此受到很多高脂血症者的欢迎。应用针灸降低血脂,其机制主要是调整人体的代谢功能和内分泌功能。针刺后能够抑制胃肠的蠕动,并有抑制胃酸分泌的作用,从而减轻饥饿感,达到降低血脂的目的,而且对20~50岁的中青年高脂血症者效果较好。因为在这个年龄阶段,人体发育比较成熟，各种功能也比较健全，通过针灸治疗，比较容易调整机体的多种代谢功能，促进脂肪分解，达到降低血脂的效果。另外，针灸降低血脂的效果与季节、气候都有关系。通常春夏见效较快，秋冬见效较慢。这是因为春夏两季人体的新陈代谢功能旺盛，自然排泄通畅，而有利于降低血脂。

(1)针灸降低血脂治疗原则：目前，针灸降低血脂多采用耳穴埋针法和中药耳穴埋压法。在治疗过程中应注意下列几点。

①辨证取穴。应根据患者的临床特点，选择最适合的穴位。如食欲亢进、易饥饿者，应首选胃经；如体态虚胖、动则气喘，可选择肺、脾二经；如脘腹满闷、肢体沉重，应选择三焦经。

②准确定位。使用耳穴时，最好应用耳穴探测器或探测针在耳穴区寻找最佳敏感点，然后将针对准敏感点，准确压入，固定牢靠，轻轻揉压直到有明显的酸、麻、胀、痛的得气感为止。

③严格消毒。整个操作过程应做到严格消毒，所有的针和器械均应浸泡在75%的酒精或消毒液中备用，防止发生感染或污染。

④定时按摩。埋针后，应在餐前30分钟、两餐之间、晨起和晚睡前都要进行按摩，每回按摩15～30次，按摩时手法宜轻柔，用力要均匀。

⑤增加运动。治疗期间配合适当的户外活动，如散步、慢跑等会使降低血脂的效果更明显。

小贴士

高脂血症患者如果在针灸中,出现眩晕、疼痛、恶心等症状时,属于针灸的不良反应,应立即中断治疗,防止发生危险。在治疗过程中,可能会出现厌食、口渴、大小便次数增多、疲劳等反应,这些均属于正常现象。因为通过针灸治疗,机体的内在功能不断调整,促使新陈代谢加快,能量不断消耗,而出现一些临床症状。等到机体重新建立平衡,这些症状就会消失。

(2)针灸降血脂治疗处方

治疗处方一

【临床表现】 体质性高脂血症,上下匀称,按之结实,食欲亢进,丰食多餐,面色红润,畏热多汗,腹胀便秘,舌质正常或偏红,苔薄黄,脉滑有力。重度高脂血症者伴有体乏少气。本证相当于单纯性高脂血症中的获得性高脂血症。

【治　　法】 泻火伐胃,通泻大肠。

【主　　穴】 脾俞、胃俞、曲池、合谷、内庭。

【随证配穴】 便秘加天枢、支沟;胃中嘈杂易饥,加中脘、梁丘;高脂血症加阳陵泉、太冲、丰隆。

【操　　作】 采用强刺激手法,均用泻法,每日1次,每次留针30分钟,留针期间反复强刺激。

治疗处方二

【临床表现】 体质性高脂血症肥胖,以面、颈部为甚,肌肉松弛,面色苍白,神疲乏力,四肢困倦,形寒怕冷,皮肤干燥,嗜睡健忘,纳呆腹胀便秘,动则少气喘促,或见尿少水肿,舌淡苔薄白,脉沉细而迟,多见于继发性高脂血症。

【治　法】 益气健脾,祛痰利湿。

【主　穴】 脾俞、胃俞、足三里、关元。

【随症配穴】 尿少水肿加阴陵泉;纳呆腹胀加中脘;嗜睡健忘加百会、人中。

【操　作】 诸穴用补法,中等刺激,每日1次,每次留针30分钟,其间行针数次,或加灸。

治疗处方三

【临床表现】 高脂血症肥胖以臀、大腿为最明显,肌肉松弛,面色苍白,神疲乏力,喜静恶动,纳谷正常或偏少,稍动则少气喘促,易畏寒,或伴尿少水肿,舌质淡有齿痕,苔薄白,脉沉细迟缓。女性以绝经期后,或中年女性长期服用避孕药后为多见;如果为男性患者,常伴第二性征发育不良,乳房肥大等。本症多见于继发性高脂血症。

【治　法】 温肾壮阳,健脾利湿。

【主　穴】 肾俞、脾俞、命门、三阴交。

【随证配穴】 男性高脂血症伴有阳痿早泄者可加关元、中极;尿少水肿者加阴陵泉。

【操　作】 均用补法,中等刺激,每日1次,每次留针30分钟,其间行针数次,或加灸。

治疗处方四

【临床表现】 自幼即全身均匀肥胖,肌肉结实,头大,面圆,纵腹重胺,股胫肉肥,食欲旺盛,舌质红,苔薄黄,脉沉滑有力。见于单纯性肥胖中的体质性高脂血症。

【治　法】 脾俞、胃俞、阴陵泉、内庭。

【随证配穴】 重度高脂血症伴心悸气促加内关;胃中嘈杂,多食善饥加中脘、梁丘。

【操　作】 均用泻法,强刺激捻转提插,每日1次,每次留针30分钟,其间行针数次。

治疗处方五

【取耳穴】 内分泌、皮质下、神门、交感、心、肝、肾。

【操　作】 每次选取2~3穴,每日或隔日1次,每次留针20分钟;或用揿针埋耳穴胶布固定,4~5日更换1次。或用王不留行贴压耳穴,每日餐前或饥饿时揉按耳穴3~5分钟,以有酸、麻、灼热、痛感为宜,两耳交替,每3~5日更换1次。

6. 高脂血症患者穴位按摩治疗

按摩,即在人体一定穴位上,运用推、拿、揉、压、搓、叩、打、动、擦、指针、扳、捏、踩等手法,来达到舒筋、健体、防治疾病、延年益寿的养生目的,在中国已有数千年的历史。可以由他人按摩,也可自我按摩,不受时间、环境、条件的限制。在高脂血症患者进行药物治疗的同时,可采用按摩疗法。它还可有效地防止药物的毒副反应,且效果明显。按摩方法简单,种类较多,好学易记,疗效显著。无病可以健身,有病可以治病。中老年人学习日常一些按摩养生法,对养生保健、防治高脂血症大有益处。

按摩防治高脂血症是通过按摩促动脂肪,使它经常处于柔软而且容易代谢的状态。例如,平常缺乏运动而积存在腰间的脂肪,反复进行按摩促动,可起到非常明显的效果。高脂血症按摩可分很多种类,而且随着人体部位的不同,按摩的手法也有一定差异。

(1)按压法:按压法的手势是拇指伸直,其余四指扶持于所按部位之侧旁,也可将四指握起,拇指紧贴于食指之桡侧。

操作时拇指指端与被按压部位呈45°～90°,向不同方向按压。在按压时,拇指指端如向上下左右拨动时,称为按拨;拇指指端转动时,称为按钮。不论按拨或按钮,指端均不应在被按部位的皮肤上滑动或移位,以免损伤皮肤,增加患者痛苦。按压法其力很大,是一种强刺激手法,具有活血、止痛、镇静、解痉作用,多用于实证。

(2)掐法:掐法的手势是用拇指或食指甲进行爪切,多用于手、足部的指、趾甲根或关节。操作时一手将患者腕或踝关节握紧,既可防止肢体回缩移动,又可了解患者的反应。另一手将患者指或趾捏起,用拇指或食指指甲,对准部位进行爪切。爪切的轻重、节律可根据病症的虚实,酌情应用。

(3)拍打法:拍打法的手势是五指并拢微屈,掌心呈空虚状,拍打时使小鱼际接触被打部位。操作时以肘关节为活动中心,腕关节固定或微动,肩关节协调配合,用上臂带动肘关节,使手掌上下起落拍打,是一种带震动性的中等刺激手法,具有行气血、通经络的作用,虚实病证,皆可应用。

(4)叩打法:叩打法的手势分两种,即指腹叩打法和指尖叩打法。指腹叩打法是以五指指腹接触皮肤,但大小鱼际不接触皮肤;指尖叩打法是五指微屈并拢,指尖呈梅花状。操作时,指腹叩打是指腹向前下方用力,多做轻刺激手法用;指尖叩打多做重手法用。

(5)抓拿法:以拇指与食指,或食、中指,或四指成钩状,相对抓起局部组织(此多为神经、肌肉、肌腰),然后迅速放开。此外,还有嘱患者配合的自行捶打法,即握拳,以小鱼际的外侧捶打患部,对局部脂肪积蓄者效果尚佳;亦可作保健强身之用。

(6)棒击法:手握桑枝棒(略有弹性)的一端,腕关节放松,然后视需要,以肘关节发力(力量较轻)或肩关节发力(力量较大),用棒身连续在某一部位击打3~5下,再移动击打部位。棒击时,力量要由轻而重,适可而止;击打的方向应与肌肉、骨骼平行,棒身接触部位应尽可能大,不要用棒尖打,也不要打出头棒。

三、高脂血症养护细节

四、脑卒中养护细节

（一）脑卒中的基础知识

1. 脑卒中(中风)

脑卒中(Stoke)，又称脑血管意外(Cerebrovascular accodent)，是一组突然起病，以局灶性神经功能缺失为共同特征的急性脑血管疾病。中医将脑卒中称之中风，包括西医的脑出血、蛛网膜下隙出血、脑梗死、脑血栓、短暂性脑缺血发作等。因这类疾病起病急骤，来势凶猛，病情变化迅速，像自然界的风一样"善行数变"、"变化莫测"，古代医家类比而名为"中风"。1987年调查全国29个省市579万余人，发现我国脑血管病患病率高达245.58/100 000，死亡率77.15/100 000。近年其发病率仍在上升，且好发于中老年人，是威胁人类生命和致残的重要杀手之一。

中医学认为，中风多由于忧思恼怒、饮食不节、嗜酒纵欲等原因，以致阴阳失调、脏腑失衡、气血逆乱。中风的病机复杂，病情多变。按照传统的中医学理论，根据病情轻重可分为中络、中经、中脏、中腑4个类型。按照现代医学的观点，在临床多分为缺血性中风和出血性中风。这其中，缺血性中风主要见于动脉硬化性脑梗死和脑栓塞等;而出血性中风常见于高血压性脑出血和蛛网膜下隙出血等。

2. 脑卒中是祸害中老年人的主要杀手

由于人类生存环境的改变,目前脑卒中已经成为亚洲第二号杀手,每年有超过 200 万人死于中风。无论世界不同地区或不同种族,脑卒中已成为人类死亡和致残的主要原因。

我国中风患病率在每 10 万人口中有 429~620 例。以我国总人口数 12 亿计算,则中风患者有 515 万~744 万人,数字十分惊人。每年新发完全性脑中风为 120 万~150 万人,死亡 80 万~100 万人,中风后存活的患者,有 60%~80%有不同程度的残疾,而且有中风病史的患者,有 1/4~3/4 可能在 2~5 年内复发,中风在我国不少地方已成为威胁中老年人的第一死因。中风在世界范围内发病状况与我国基本相同,以美国为例,美国每年约有 50 万人发病,其中 15 万人死亡,存活者中需要医疗照顾的约 200 余万人。

3. 缺血性脑血栓的形成

脑血栓也称脑血栓形成,是缺血性中风最常见的一种,它主要是在高血压及动脉粥样硬化基础上,脑动脉血管壁增厚,管腔狭窄;管壁内膜粗糙不平,血小板易于黏附及聚集,甚至发生凝血;或血液黏度增高,血流速度减慢等。当狭窄的脑血管发生完全堵塞,便导致局部脑组织缺血、软化、坏死等病理改变,从而产生偏瘫、失语、感觉障碍等一系列神经功能障碍的症状。

从以上论述可以看出，血压偏低或高、高血脂、血液高凝状态等血流动力学及血液流变学变化异常，都可促进脑血栓形成。脑血栓的形成血压可高可低，根据脑血栓形成的部位，临床分为颅内动脉系统血栓形成，如大脑中动脉血栓形成、大脑前动脉血栓形成等，以及椎-基底动脉系统血栓形成，如小脑后下动脉血栓形成等。

4. 不同部位出血性脑卒中的临床表现

脑出血后，血液在脑内形成凝血块，称为脑血肿。由于脑血肿的占位及压迫，影响脑血液循环而产生脑内压增高和脑水肿，所以绝大多数患者出现头痛、呕吐、昏迷及偏瘫等共性症状。但出现部位不同、出血量多少不同，症状则不完全相同，例如：

（1）内囊出血：是最常见的出血部位。其典型临床表现为对侧"三偏"（偏瘫、偏身感觉障碍、偏盲）。内囊出血病变范围较大，神经损害症状较重；如果出血偏于内囊外侧，则临床症状多较轻些，多无意识障碍，偏瘫也轻，预后较好。

（2）丘脑出血：如属一侧丘脑出血，且出血量较少时，表现对侧轻瘫，对侧偏身感觉障碍，特别是本体感觉障碍明显；如果出血量大，受损部位波及对侧丘脑及丘脑下部，则出现呕吐咖啡样物，呕吐频繁呈喷射状，且有多尿、尿糖、四肢瘫痪、双眼向鼻尖注视等症，病情往往危重，预后不好。

其他还有诸如脑桥出血，小脑出血等，表现则不完全相同，如果有人患了出血性脑卒中，对临床表现的认识还有赖于医生的解释。

5. "腔梗"是缺血性脑卒中的一种

近些年,随着高分辨率的磁共振(MRI)技术在我国的逐步推广使用,在高血压病人群中发现了许多用CT不能发现的多发性脑腔隙性病变,常伴有不典型且较轻的神经系统的表现,称为"腔隙性脑梗死"(简称"腔梗")。

腔梗与一般脑梗死的不同之处,在于脑部缺血病灶的大小不一样,当脑部缺血病灶较小,大小在3~20毫米时,即称为腔梗,而大于20毫米以上范围时,则称为脑梗死。腔梗病灶小,因此临床症状较轻,相对脑梗死要轻。但腔梗的发生,说明患者有脑动脉硬化、供血不足、血液黏稠等基本情况,故要积极治疗,否则梗死范围有变大而发展成脑梗死的危险。

腔梗是缺血性脑卒中的一种重要的亚型,短期内致残程度较轻,但复发率较高。随着年龄的增长,若不及时控制危险因素,腔梗反复发生,会诱发老年人血管性痴呆。腔梗患者的临床表现有单纯双下肢活动不灵、半身麻木、乏力、走路方向偏斜、口齿不清、手指不灵等。在对腔梗危险因素的分析中发现:高血压占93%,吸烟占42%,糖尿病占37%,高胆固醇、高三酰甘油血症分别占25%及23%,有脑卒中家族史占22%。因此,具有上述危险因素并有临床表现时,应警惕"腔梗"的发生。

6. 青少年同样可以患脑卒中

脑卒中不仅严重威胁着中老年人的健康与生命,同样也危害着青少年的健康,只不过发病率远远低于中老年人,40

岁以下发病只占脑卒中患者的1%～2%,青年人脑卒中以缺血性为多。当然也有很多出血性脑卒中患者,病因与老年人多不同,缺血性脑卒中多以脑栓塞为多,可找到栓子来源;还有一些自身免疫疾病患者,如造成动脉损伤,也会引起脑梗死,如结节性动脉炎等;再就是一些寄生虫病,如钩端螺旋体感染等,也可引起动脉炎而致脑梗死。年轻人出血性脑卒中则以先天性动脉瘤或动静脉畸形为多。可见预防脑卒中不仅是中老年人的事情,青少年同样要预防脑卒中的发生。

7. 脑卒中好转后有再复发的可能性

对于这个问题,回答是肯定的,脑卒中后如果治疗保养不当,还会再发。据医学统计,大约有35%的脑血管病患者在5年内可能复发,脑出血和脑血栓的复发率为15%～30%。据统计,脑血管患者恢复后,高血压控制良好的复发率为14%;控制较好的为32%;控制不好的为55%。

在医院临床工作也可以看出,脑卒中在一年内的复发的机会最大,所以不要认为只要功能恢复就可以了,就安全了。如果忽视了高血压的控制、心脏病的治疗、动脉硬化的预防,以及防止其他诱发因素等的治疗与预防,则脑卒中复发的可能性还是很大的,况且第二次发病的死亡率要比第一次更高,这确实值得有脑卒中史的中老年人注意。不过话又说回来,只要认识到脑卒中的发病特点,平时采取一定的预防措施,脑卒中后再复发是完全可以预防的。因此,脑卒中治愈后一定不能放松对高血压、动脉硬化的治疗和脑卒中的再次预防。

8. 脑卒中的分期

脑卒中发生后不同阶段,由于患者临床表现不同,对医疗、护理的要求也各有不同。为便于医护人员进行治疗、教学和学术交流,目前,临床上根据脑卒中患者病程长短,将脑卒中分为4期:

(1)脑卒中急性期:指发病后2周之内。由于此期瘫痪的肢体肌张力下降、反射消失、不能维持自主性活动,故又称为软瘫期。其中发病后1周之内,病情变化较大,称为脑卒中急性期早期。这一时期的特点是病情不稳定,变化较多,治疗以挽救生命和控制疾病发展为主。

(2)脑卒中痉挛期:指发病后2~4周。此期的主要表现是联合反应、共同运动、紧张性反射、肌张力增高和痉挛状态。

(3)相对恢复期:指发病后5~6个月。此期的主要表现是分离运动、精细运动和速度运动。大多数脑卒中患者,在此期内被治愈或明显好转;只有少数患者进入后遗症期。

(4)脑卒中后遗症期:指发病后6个月以上未痊愈,仍有运动障碍、感觉障碍、言语障碍、共济障碍、认知障碍等。此期后遗症恢复速度变慢,对后遗症的治疗主要以康复为主。

9. 脑卒中不会遗传给子女

相当多的人认为父母患脑卒中,子女必得。其实这是对脑卒中的一种误解,脑卒中并非是遗传病,但有一部分患者具有遗传倾向。因此,脑卒中患者的子女不必忧心忡忡。但应指出,这些人患脑卒中的危险性可能大于一般人群。临床观察也表明,在脑卒中患者中,遗传倾向比较明显,直系上代有脑卒中者,其脑卒中的发生率要比正常人高2倍。

通过对脑卒中患者的家族进行调查,发现他们动脉硬化的发生率也比较高,血管张力不稳定,脂肪、蛋白质代谢障碍也明显高于其他人群。在缺血性脑卒中患者的家属中,高胆固醇血症和血液高凝状态的发生率较高;在出血性脑卒中患者的家属中,除高胆固醇血症以外,呈低凝状态的倾向较多见。这说明有些脑卒中患者有一定的遗传倾向,造成这种现象的原因除遗传倾向外,可能与家属内部生活习惯和饮食习惯比较接近有关。为此,有脑卒中的父母,其子女应加强自我保健,认真、积极地防治高血压、高血脂和动脉硬化等,树立良好的生活方式,积极预防脑卒中的发生。

10. 瘦人同样会患脑卒中

一位陪父亲住院的年轻人奇怪地问医生:"我父亲很瘦,平时血压又不高,怎么会脑卒中呢?"在医院心脑血管病区,医生们几乎经常要面临这样的提问。这是由于人们对缺血性脑卒中(脑血栓)的认识还存在许多误区。

其实,医学工作者早就得出结论:瘦人也会脑卒中,只不过比胖人略少一些。所以不管胖瘦,都应采取综合防范措施,以避免脑卒中的发生。因为,从现代医学方面来看,由于引起脑卒中原因有多种,瘦人虽没有胖人患高血压的多,但大脑皮质高级神经功能失调、遗传、不良嗜好都是高血压、动脉硬化的多发因素,而这些都是引起脑卒中的主要原因之一,瘦人同样会因为各种原因诱因引发高血压、动脉硬化、血流变异常等,所以说瘦人万万不可忽视对自己身体的全面评价,不可忽视瘦人对脑卒中的预防,瘦人同样会患脑卒中。

11. 年龄性别与脑卒中的关系

脑卒中是在一定病理基础上发生的,尤其是随着年龄的增长,人体血管壁发生退行性改变,出现动脉粥样硬化等,而这些则是发生脑卒中的潜在性病理基础。

医学临床观察,年龄与脑卒中的关系十分密切。随着年龄的增长,动脉硬化的程度越来越重,脑卒中的发病率也趋向增高。据有关资料统计,70岁以上人的脑卒中率是50岁以下的20倍。在缺血性脑卒中患者中,脑血栓形成多见于60岁以上的老年人,而脑栓塞多见于青壮年;在出血性脑卒中患者中,以50～60岁者发病居多;蛛网膜下隙出血者则多为年轻人。脑卒中的死亡率也有随年龄增长而上升的趋势。

当然,脑卒中与性别也有一定关系。一般来说,男性多于女性,男女之比为(1.3～1.5)∶1。原因可能与男性高血压多于女性、男性吸烟与饮酒者多于女性、性生活方式男性与女性有一定差别,男性多从事体力劳动因而突然用力的机会较多等有关。

(二)脑卒中的急救与诊断

1. 脑卒中的急救措施

当发现脑卒中患者时,应迅速地叫救护车及联系医生,以便得到及时正确的治疗,并要将病情准确地告诉医生。对患者家属来说,万一患者发生脑卒中,除紧急送其就医外,应当采取如下一些措施。

(1)让患者保持安静:完全卧床,尽量不要搬动患者。禁止摇晃,垫高枕头,前后俯仰或摇头部,头部震动等。因为此时患者体位的改变可能促使脑内继续出血。在发病48小时以后,在医生的指导下,可逐渐给患者翻身,以防肺炎和压疮的发生。

(2)保持呼吸道通畅:昏迷患者要松开上衣纽扣和腰带,有假牙者也应摘出,并将患者头侧向一边,这样可以保持呼吸道通畅,呕吐物不易吸入到气管里,头可稍低,不宜给患者灌药,要勤给患者吸痰。如果有条件,最好让患者持续或间断地吸氧。

(3)抓紧进行急救:检查患者生命体征,如呼吸和心搏已经停止,要马上做心、肺复苏术。如果患者意识清楚,可让患者仰卧,头部略向后,以开通气道,不需垫枕头,并要盖上衣被以保暖。对于昏迷患者,应维持昏睡体位,以保持气道通畅,头部不要垫枕头。由于寒冷会引起血管收缩,所以要注意室温暖和,并注意室内空气流通。有大小便失禁者,应脱去患者裤子,垫上草纸等。

2. 搬运脑卒中患者的注意事项

通常脑卒中患者起病急,患者刚刚还谈笑风生,眨眼间突然跌倒,出现昏迷、半昏迷状态。脑卒中患者急性期的死因,多与急性颅内高压引起的脑疝有关。不正确的搬运会促使脑疝的形成和发展,加上呕吐物堵塞或衣被捂得过紧,很容易引起患者窒息。家属是否及时正确地处理,可影响患者预后,尤其是搬运知识十分重要。

(1)不要急于从地上把患者扶起,最好2~3人同时把患者平托到床上,头部略抬高,以避免震动。

(2)松开患者衣领,取出假牙,呕吐患者应将头部偏向一侧,以免呕吐物堵塞气管而窒息。

(3)如果有抽搐发作,可用筷子或小木条裹上纱布垫在上下牙间,以防咬破舌头;最后,患者出现气急、咽喉部痰鸣等症状时,可用塑料管或橡皮管插入到患者咽喉部,从另一端用口吸出痰液。

(4)如果用担架从楼上抬下患者,要头部朝上脚朝下,这样可以减少脑部充血。在送医院途中,家属可双手轻轻托住患者头部,避免头部颠簸,对昏迷较深、呼吸不规则的危重患者,可先请医生到家里治疗,待病情稳定后再送往医院。

(5)用担架转送患者,要采取头高脚低位(头比脚高30厘米左右),若用汽车送医院,人应在汽车上抬着担架,以尽量避免颠簸震动。用拖拉机在高低不平的乡村公路上转送患者,实在是好心办坏事。

3. 出血性脑卒中的诊断依据

(1)脑出血:常常于体力活动或情绪激动时发病,发作时可有反复头痛,呕吐,血压升高,病情进展迅速,常常出现意识障碍,偏瘫和其他神经系统症状、体征。多有高血压史,腰椎穿刺脑脊液 80% 含血液或压力增高,脑超声可见中线移位。

(2)蛛网膜下隙出血:起病急骤,多伴有恶心呕吐,剧烈头痛,意识清楚或意识障碍,可有精神症状,有脑膜刺激征,少数可伴脑神经或轻偏瘫等局灶体征,腰椎穿刺脑脊液血性,必要时可行血管造影以证实,临床诊断蛛网膜下隙出血的主要依据为:在用力、情绪激动、咳嗽、排便等诱因下急性发病。突然发生剧烈头痛、呕吐或头晕,躁动不安,定向、记忆障碍等精神症状和(或)短暂的意识障碍。有脑膜刺激征而无感染征象。眼底有视网膜前出血,可发生于一侧或两侧,常呈大片状,少数有眼底水肿。腰椎穿刺见脑脊液压力高、均匀血性(色较浓)。脑 CT 扫描多显示脑池、脑沟高密度影或血肿。脑动脉造影,常发现脑血管畸形或脑动脉瘤。这是确定病因的重要检查方法。

总之,具备头痛、脑膜刺激征和血性脑脊液被视为典型的蛛网膜下隙出血三联征,一般诊断不困难。

4. 缺血性脑卒中的临床特点

缺血性脑卒中包括脑血栓形成、脑栓塞、腔隙性梗死。其临床各有其特点,了解其特点,对于早期正确救治,有十分重要的意义。

(1)脑血栓:常常于安静状态发病,多无明显头痛和呕吐,发病可较缓慢,可逐渐进展,多与脑动脉硬化有关,也见于动脉炎、血管病等少见病因,有颈内动脉,椎-基底动脉症状、体征,腰椎穿刺脑脊液一般不含血液。

(2)脑栓塞：多急骤起病，多无前驱症状，意识清晰或短暂意识模糊，有颈动脉和（或）椎-基底动脉症状体征，腰椎穿刺脑脊液一般不含血，可找到栓子来源。

(3)腔隙性梗死：发病多由高血压、动脉硬化引起，急性亚急性起病，多无意识障碍，腰椎穿刺无红细胞，临床表现不严重，每次发作持续通常数分钟至1小时，症状、体征在24小时内完全缓解消失；短暂、可逆、局部脑血液循环障碍，可反复发作，可从1~2次到数十次发作；可有颈内动脉，椎-基底动脉症状、体征。

5. 患脑卒中后做CT也得选时机

一位老年脑卒中患者，送到医院时神志不清、呕吐、偏瘫，经询问病史及初步检查，诊断老年人为脑血管意外，医生立即予以脱水药物治疗。而家属为保证诊断准确强烈要求快做CT或MRI检查，因老人曾经脑卒中就是CT检查出来的。医生不同意，而家属又不能理解。究竟脑卒中后何时做CT或磁共振（MRI）呢？

一些严重的脑卒中患者，无论是出血性还是缺血性脑卒中，在急性期常伴有严重脑水肿，可出现呕吐，甚至可因脑水肿导致脑疝，瞳孔大小变幻不定，呼吸、心搏受抑制。如果不先进行脱水治疗，而立即搬动患者去CT室或MRI室检查，常会使病情迅速加重。

脑卒中后做CT或磁共振检查，虽然是十分必要的检查确诊手段，但也并非是检查得越早越好，相反，刚一发病就检查，CT与MRI都不能发现病灶。

一般出血性脑卒中在起病 3 小时内 CT 扫描可无异常发现，发病 6 小时后或 4 日内做 CT 检查较为准确。4~5 天后血肿周边开始溶解吸收，10 天后小血肿已吸收殆尽，不留痕迹。所以，出血性脑卒中宜在起病 3 小时后至 1 周内做 CT 检查。

一般缺血性脑卒中，发病 12 小时内，液化病灶尚未形成，刚发病就做 CT，亦不会有所表现，故应在 1 日后再做 CT 检查。缺血性脑卒中在 6 小时之内，如 CT 或常规 MRI 未见异常而有临床症状和体征，仍考虑脑梗死，这是脑梗死早期表现，如果超过 6 小时再摄片，就有可能发现缺血灶。

6. 患脑卒中后是做 CT 好还是做 MRI 好

有的人亲属患了脑卒中，送到了医院，听别人说，脑卒中后诊断最好是做 CT，而有的人说最好是做磁共振，到底是做 CT 好，还是做磁共振（MRI）好呢？其实 CT 或磁共振对于脑出血、蛛网膜下隙出血的确诊率均为百分之百，但又各有特点。

（1）CT 的特点

①检查时间短，数分钟即可做完，适宜病情危重的患者。而磁共振检查脑部需 40 分钟，危重患者难以承受。

②患者做 CT 检查不受限制，而磁共振限制较多，如体内安有心脏起搏器或使用呼吸机的患者均不能做。

③CT 检查费用便宜，而磁共振费用昂贵。

④骨骼如有变化或组织钙化，CT 可 100% 成像清楚，这是磁共振所不及的。

(2)磁共振(MRI)的特点

①磁共振对缺血性脑卒中的确诊率高,比 CT 发现时间早,发病后 2 小时即可查到病灶,而 CT 在 24 小时内还不一定能发现。

②磁共振对小到 8 毫米的病灶也能显示出来,而 CT 对 20 毫米以下的微小病灶则显示不清。

③磁共振对脑干、小脑及颅底的病灶均能成像清楚,而 CT 因为颅骨的干扰而不能作出准确诊断。

④对 CT 检查不能确诊的病例,均可进一步做磁共振检查。

由此可见,如果家人或朋友患了脑卒中,是做 CT 还是做磁共振检查,还真不是自己能决定的事情,最好的办法还是听从医生的安排。

7. 脑卒中患者做腰椎穿刺的意义

有的人患了脑卒中,住进了医院,医生让做了 CT,又要让做腰穿,到底做腰穿有没有必要,做腰穿的意义是什么?做腰穿有无危险?

腰穿就是腰椎穿刺。不少人认为腰穿就是抽"骨髓",而且还会造成"呆傻"或瘫痪等后遗症,这是完全不正确的。腰穿所取的进针部位一般在腰椎$_{3\sim4}$或腰椎$_{4\sim5}$之间的间隙。由于脊髓的末端仅达腰椎$_{1\sim2}$的水平,所以腰穿不会伤及脊髓而引起瘫痪。腰穿的进针深度到达椎管内蛛网膜下隙,所流出的液体是脑脊液。而脑脊液是从血液中滤出来的循环性液体,抽出一些不会使人"呆傻"。

在疾病的进一步诊断上，腰穿也有非常重要的意义。由于人椎管内和颅内的蛛网膜下隙是相通的，而且还与脑室相通，所以通过腰穿测量脑脊液的压力可以反映颅内的变化情况。同时通过脑脊液的实验室检查，可了解其中细胞成分和生化指标的变化。很多患者脑卒中后，医生对患者颅内压力的判断需要腰穿检查来帮助。所以，腰穿无疑都会给诊断和治疗带来很大帮助。

8. 对脑卒中后病情轻重的判断

一旦家人患了脑卒中，家属都怀着万分焦急的心情希望转危为安。但有的患者送到医院后，经过1～2天治疗，反而病情加重，有的患者送到医院后，反而更加严重。有些人由于这方面知识不多，对后果估计不足，误认为是医院和医师医术不高明或诊断治疗失当。其实有时是患者病情过重，或者是患者病情刚开始，到了医院还没有达到高峰。以下几方面可估计病情轻重和发展的趋势。

一般来说，疾病都有一个发展过程，如果起病缓慢，患者无昏迷，多为缺血性脑卒中，一般生命危险相对较小。从一发病即昏迷，或昏迷由浅到深或一度清醒又昏迷，说明病情较重；两侧瞳孔不等大，呼吸变慢而不规则，表明可能已并发脑疝，预后严重；有消化道出血说明病情严重，预后不佳；体温突然升高、抽搐、血压过高或突然下降，说明病情恶化。如果能了解脑卒中的基本情况，则可避免不必要的纠纷。

(三)脑卒中的病因及有关因素

1. 高血压是脑卒中的主因

高血压被认为是引起脑卒中的最主要的危险因素。据统计,有高血压的脑卒中患者比无高血压的脑卒中患者多7倍。高血压是原因,脑卒中是结果。高血压病与脑卒中关系密切,不可分割,脑卒中的发病是在原有高血压病变基础上,血压进一步骤然升高所致,所以有高血压性脑出血之称。但是,一般认为单纯的血压升高,并不足以引起血液外溢出血。有人观察到正常人脑动脉能耐受200千帕(1500毫米汞柱)的压力而不发生血管破裂出血。所以,动脉粥样硬化是出血性脑卒中的重要病理基础。有80%以上的出血性脑卒中是高血压、动脉硬化共同作用的结果。

高血压患者为什么易于发生脑卒中呢?因为长期血压升高,可使脑动脉血管壁增厚、变硬、管腔变细,当患者血压骤升时,脑血管易破裂则发生出血性脑卒中;同时,由于高血压可加速动脉硬化过程,动脉内皮细胞亦受到损伤,血小板易在损伤处聚集,又容易形成缺血性脑卒中。如果患者患有高血压而不治疗,或者是断断续续治疗,都易发生脑卒中。但长期有效地控制高血压则能显著地降低脑卒中的发生。

2. 血压偏低或正常也会患脑卒中

一般人认为脑卒中是高血压患者的事,认为自己血压偏低或正常就可以高枕无忧了,这种看法不对。血压正常或偏低者不得脑卒中,确实是对脑卒中的一种误解。血压高者确实患脑卒中者较多,但血压正常或偏低的人同样可以患脑卒中。

医学专家指出:血压偏低可导致脑血流变缓,更易发生缺血性脑卒中。脑动脉硬化患者,由于脑动脉管腔变得高度狭窄,以及其他因素存在,也会发生脑卒中。另外,由于脑卒中机制复杂,其他如血小板集聚度高、颈动脉硬化,血脂、血糖、血黏度增高,脑动脉管腔高度狭窄,或伴有颈动脉斑块形成等因素存在,也直接和脑卒中有关。所以在临床上,血压正常或偏低患脑卒中的人不在少数,血压正常或偏低的中老年人同样应积极、科学、合理地预防脑卒中发生。

3. 用药不当可引起脑卒中

脑卒中多因高血压、动脉硬化、血流变异常等因素所致。临床上,由于用药不当,同样可使人发生脑卒中。常见的药物性脑卒中有以下几种情况:

(1)降血压药:高血压病患者在血压升高时,尤其是出现不适的症状后,过量服用降血压药物,或者几种降血压药联合服用,可导致血压下降过多,影响大脑血液供应,造成脑血流量减少,血流减慢,促使脑血栓形成,诱发缺血性脑卒中。

(2)利尿药:大量长期应用利尿药,如不及时补充液体,可造成体内失水过多,血液浓缩、黏稠度增加、血流变慢、易形成血栓,引起脑卒中。因此,要特别注意避免长期服用利尿药。

(3)止血药：在应用卡巴克洛（安络血）、酚磺乙胺（止血敏）、仙鹤草素等止血药物时，会因血液凝固性增加而促使血栓形成，以致发生脑卒中。所以高血压患者应用止血药时，应谨慎掌握剂量，中病即止，不宜过分。

(4)镇静药：大多数镇静药物都有抑制大脑皮质、扩张血管、松弛肌肉、抗抽搐的作用。如果地西泮（安定）、氯丙嗪（冬眠灵）等药物用量过大，上述作用过强，超过了机体的耐受程度，会连锁反应引起缺血性脑卒中。

(5)避孕药：口服避孕药可增加血液的凝固性，并能升高血压，诱发脑卒中；但对大多数人来讲，其绝对危险性是很低的。而对于患有高血压、高脂血症、糖尿病的妇女，若口服避孕药，就可能增加发生脑卒中的危险性。

4. 不良情绪是脑卒中的导火线

一老年男性患者，既往有高血压病史，因与同事吵架生气，怒不可遏，次日即发生左侧肢体麻木无力，不能行走，说话不清楚，经诊断为缺血性脑卒中，脑血栓形成。

脑卒中是常见的急性脑血管病，人们一般都很重视脑卒中的对症防治，如降血压、降血脂等药物治疗，但往往忽视不良情绪对脑卒中发生的影响。有人调查了1000余例脑卒中患者的发病原因，发现有75%是由于不良情绪而诱发脑卒中。在不良情绪因素中以愤怒诱发脑卒中为最高，居首位；其次为焦虑、忧虑、惊骇、悲伤等。对于愤怒这一情绪因素，不仅可以是近期的，也可以是远期的。临床上常可见到高血压病患者因情绪激动或抑郁而引发脑卒中，也可见到平时血压不高的中老年人因情绪激动而突发脑卒中,所以说,不良情绪是脑卒中的导火线。

5. 肥胖和脑卒中关系紧密

"胖人多脑卒中"。肥胖的人,特别是苹果型肥胖(以腹部肥胖为主),容易患高血压、糖尿病,所以也容易发生脑卒中。体重超重的人,要把减肥作为一件大事,不要漫不经心,否则后悔晚矣。

临床观察也发现,肥胖者与一般人比较,发生脑卒中的机会要高40%。为什么胖人容易发生脑卒中呢?这与肥胖者内分泌和代谢功能紊乱,血中胆固醇、三酰甘油增高,高密度脂蛋白降低等因素有关。此外,胖人还常伴有糖尿病、高血压、冠心病等疾病,这些都是脑卒中的危险因素。

有研究表明,腹部肥胖的人比臀部肥胖的人更易患脑卒中。一般而言,女人容易胖在臀部和大腿上,男人容易胖在腹部,这也是男人易患脑卒中的原因之一。因此,防止肥胖对预防脑卒中有一定的意义。

6. 吸烟是脑卒中的危险因素

医学统计表明,吸烟的中老年人其脑卒中的发病率是不吸烟的2.5倍。国外报道,吸烟与不吸烟对缺血性脑血管病相对系数为2.8,并指出每日吸烟量和持续时间的长短与脑血管病成正比。

医学专家指出,造成这种现象的原因是因为吸烟可使血管痉挛,血压升高,加速动脉硬化,从而导致血液黏度增高,血流缓慢,为脑卒中创造了条件。所以说,吸烟是引发血管病的重要危险因素之一,不吸烟或早期戒烟有利于预防脑血管病。

7. 饮酒与脑卒中关系更紧密

大量饮酒后,血中的酒精浓度增高,交感神经兴奋,心跳加速,血压升高,若有高血压或动脉硬化,则引致脑部的血管破裂而发生出血性脑卒中;如果酒精引起脑血管舒张、收缩功能障碍,面色苍白,皮肤湿冷,血压降低,脑部供血不足,则易发生缺血性脑卒中。

医学专家调研证实,酗酒的人,发生脑卒中的可能也比一般人高出1倍。经常过量喝酒的人,脑卒中的发病率明显高于普通人。如此说来,酒还是越少越好,最好是不喝酒,特别是不要喝烈性酒。目前,有关专家已将饮酒列为脑卒中的第七位危险因素,故饮酒对脑和脑血管的危害是肯定的。尤其是逢年过节喝酒一定要有节制。

8. 疲劳过度和脑卒中

过度疲劳也是脑卒中的常见诱因。所谓过劳,多指日常过度繁忙劳累,如有人经常工作到深夜、睡眠不足、应酬频繁、旅途劳累、看电视时间过长,都会导致脑卒中的发生。尤其是患有高血压、糖尿病、冠心病的人,过劳往往是脑卒中的诱因。

医学研究认为,脑过度劳累时,脑部血流量减少,是诱发脑卒中的主要原因。过度的工作劳累可导致高血压等基础疾病恶化，进而引发脑血管或心血管疾病，使人突发脑卒中。而中老年人合理用脑，避免用脑过度，是防止过度疲劳诱发脑卒中的主要方法。

据国外有关资料报道：近几年，日本每年有10 000多人因过劳猝死。在1995年，日本著名的精工公司、川崎制铁公司和全日本航空公司等12家大公司的总经理相继突然去世，年龄大多在40岁。医学家调查的结果是"积劳成疾，过劳猝死"。日本前首相小渊惠三同样是因工作劳累而脑卒中，突然死亡。

9. 性生活与脑卒中的关系

性生活能诱发脑卒中。由于性生活男女双方情绪迫切，其神经的兴奋性明显高于日常生活，心搏加快、血压升高、呼吸急促是其主要特征。因而诱发出血性脑卒中和缺血性脑卒中的几率增多。尤其是处于脑卒中康复期的患者，性生活可促使脑卒中再发是无疑的。

患有动脉瘤、脑血管畸形的青壮年，性生活过程中也可促发脑出血，出现出血性脑卒中，因性交过程中交感神经处于高度兴奋状态，血管活性物质释放增加，心搏加快，脑血流量增加，故病损的血管可破裂而发生脑出血。

身体健康的中老年人，应过适度的性生活，年龄过大、病情重、心脏功能不良者过性生活则应注意：避免剧烈的性生活，性生活不能过频；高血压病不稳定或有脑卒中征兆时不宜过性生活。

出血性脑卒中康复早期不宜过性生活，病情较轻也应尽量减少性生活次数,避免过度兴奋,但也不可禁欲,脑卒中造成的神经病变并不直接损害脊髓的性功能中枢,男性患者仍保留阴茎勃起的能力,男女仍可享受性生活。对脑卒中患者的家庭稳定有重要意义,但在康复期应减少性交次数。性生活与脑卒中关系紧密,有脑卒中倾向的人一定要自我控制,调节感情,防劳节欲,切不可在身心劳累之际仍纵欲贪欢,否则可促发脑卒中发生。

10. 糖尿病患者易发生脑卒中

糖尿病属于脑卒中的易患因素之一。据有关资料统计,约有20%的脑卒中患者同时患有糖尿病,糖尿病患者动脉硬化的发生率较正常人要高5倍,发生动脉硬化的时间比正常人明显提前,动脉硬化程度亦较严重。

糖尿病患者为什么易发生脑卒中呢?其原因与糖尿病患者胰岛B细胞有关。糖尿病患者胰岛B细胞分泌胰岛素绝对或相对不足,引起糖、脂肪和蛋白质代谢紊乱,其中以糖代谢紊乱为主。胰岛素不足使葡萄糖转化为脂肪而使葡萄糖的贮存量减少,大量脂肪被分解成三酰甘油和游离脂肪酸,尤以胆固醇增加更为显著,以致造成高脂血症,加速了糖尿病患者动脉硬化。所以说,临床上糖尿病患者常伴有微血管病变和大动脉硬化两种病变。

另外,糖尿病患者血液流变学的异常亦是脑卒中不容忽视的因素,因为糖尿病患者血液常呈高凝状态。此外,患糖尿病时,激素调节能力异常,生长激素增多使血小板凝聚黏附性增高,胰高血糖素增多使纤维蛋白原增加,血黏稠度增高,局部血流相对缓慢。这些因素均便于血栓的形成,促使缺血性脑卒中的发生。中老年人中糖尿病患者较多,糖尿病患者预防脑卒中十分重要。

11. 脑卒中诱因——季节和时间

医学科研人员在研究时发现,原来晚秋和早春之所以能诱发脑卒中,主要是与0℃天气频频出现有关,而且多在气温骤降的72小时内。所以,有脑卒中倾向的人应了解这一季节与脑卒中鲜为人知的关系,注意0℃天气,及时防寒、服药,防止脑卒中发生。

脑卒中在一天之中,同样有他的时段性,医学专家统计,清晨前后为缺血性脑卒中高发时段。国内统计证实,早晨6~8时为缺血性脑卒中的发病高峰,明显多于昼夜中其他时间。这可能与24小时内血压节律性波动,有病理基础的心脏在凌晨人们醒来时易发生心律失常,或与纤维溶解系统的活性、血小板的聚集性、血黏度等昼夜节律变化有关。所以有人主张早晨起床后,应先喝一杯水,以防脑卒中。

12. 洗澡不当也容易诱发脑卒中

洗澡时也容易诱发脑卒中,确实是不争的事实。在医院的脑血管病区就可经常见到这样的患者,在洗澡过程中发生了脑卒中。尤其是随着生活水平的提高,不少中老年人喜欢泡热水澡,但是,专家认为泡热水澡的时间不宜过长。因为澡堂内温度的升高,全身毛细血管扩张,大量血液扩张了体表的血管,心、脑等重要器官的血液相对减少。尤其患有高血压、动脉硬化、冠心病的老年人,极易发生脑卒中和心肌梗死。因此,洗澡时间不宜拖得过长,中老年人洗澡,首先要控制水温,不要一下进入水温高的浴缸中,并要避免长时间泡在浴缸内,一般控制在20～30分钟内为好。脱衣、穿衣的地方也要保温,以免发生意外。

13. 脑卒中患者活过百年不是梦

有人说得了脑卒中就活不长了,至少不可能长寿。这种说法固然有一定道理,因为迄今为止脑卒中的死亡率高,而且发病后存活者几乎一半的人在3～5年内死亡,但也不绝对,认为患了脑卒中一定活不长了,肯定不全是事实。事实上,脑卒中发生以后再活上20年者也不乏其人,活到70岁或80岁以上者也经常能看到,活过百岁的人也不计其数。

国内有医学工作者经过临床观察发现,脑卒中后活5年者占62%,活6～10年者占20%,活11～15年占15%,活15年甚至20年以上者占3%。值得注意的是,脑卒中以后能活上10年以上者占20%左右。造成这一现象的原因是多方面的,并不是说脑卒中后患者不能长寿,关键没有掌握活过百岁的方法。患者病后如果能在医生的指导下,积极治疗,注意功能锻炼,培养良好的生活方式,多数患者可再活10～20年,甚至20年以上。

14. 患了脑卒中不死必残已成为过去

患了脑卒中不死必残,这是过去一般人的认识,但近年来由于医疗技术的不断进步,脑卒中的治愈率显著提高,脑

四、脑卒中养护细节

卒中后5年生存率已达到62%左右,平均寿命已达66岁,后遗症大为减少。而且后遗症大小与病情轻重有关,患了脑卒中不死必残的说法,已成为过去。以出血性脑卒中最常见的脑出血为例,是否最后有后遗症,即致残情况,主要与以下因素有关:

(1)出血的部位:不同部位的出血,脑功能受损的程度不一,某些患者因病灶水肿、压迫已影响到运动和感觉通路,但实际上没有损坏其通路,经治疗消除了水肿,解除了压迫性影响,则又恢复了功能。

(2)出血量的多少:出血量的多少直接影响到临床症状的严重程度。半球内出血量在25毫升以上者常留有后遗症,出血量越多,后遗症也就越重,出血量越小,症状越轻。

(3)康复期的治疗和护理:康复期的合理治疗与后遗症大小紧密相关,但后遗症的严重程度,主要取决于病灶大小、部位和急性期治疗措施得当与否,以及康复期的治疗时机、康复方法是否得当。

(四)脑卒中的防治

1. 脑卒中可手术治疗

脑卒中只能进行内科保守疗法,在过去确实如此,但近年来国内外已开展了外科手术疗法,尤其是对出血性脑卒中的手术治疗,效果较好。脑卒中手术有特定的目的与适应证,是否需要手术要由医生决定。

(1)缺血性脑卒中:对缺血性脑卒中手术治疗的目的,在于重新建立缺血部位的血液循环。目前已开展的有颅内外动脉搭桥术、大网膜颅内移植术、椎动脉减压术、动脉内膜切除术等。

(2)出血性脑卒中:轻型脑出血内科保守治疗效果尚好,故一般采用内科保守治疗;而病情严重、出血迅速、出血量在60毫升以上者,因预后不好,手术治疗危险性大,也不适合手术治疗。脑出血的手术适应证是:①中等量出血经内科保守治疗效果不佳者。②小脑出血,保守治疗效果不佳者。③蛛网膜下隙出血,病情稳定后,经脑血管造影检查,证实为动脉瘤或脑血管畸形者,手术治疗可防止再出血。

2. 钻颅术——脑卒中治疗新方法

近年来,由于CT扫描检查的广泛应用,对脑血肿的部位、大小和脑损伤情况了如指掌,并能动态地观察血肿的变化,因此有人采用颅骨钻孔引流硬膜外血肿也获得成功。

(1)骨窗开颅硬膜外血肿清除术:适用于病情危急,已有脑疝而来不及行影像学诊断及定位,直接送入手术室抢救的患者,先行钻孔探查,然后扩大成骨窗清除血肿。

(2)骨瓣开颅硬膜外血肿清除术:适用于血肿定位明确的病例。根据影像学检查结果,行成形骨瓣开颅血肿清除术。

(3)钻孔穿刺清除硬膜外血肿:适用于特急性硬膜外血肿的紧急抢救,为暂时缓解颅内高压赢得时间,先行锥孔或钻孔排出部分液态血肿。这种应急措施已用于院前急救或脑内血肿的引流。最近,有学者用于急性硬膜外血肿的治

四、脑卒中养护细节

疗，做到快速引流血肿抢救患者。其适应证为病情相对稳定，出血量为30～50毫升，经CT检查明确定位，中线移位达0.5厘米以上，无继续出血者。

3. 神奇的脑卒中颈动脉介入治疗法

刘先生去年因脑卒中偏瘫，经多方治疗效果并不理想，后听说医院采用一种颈动脉介入疗法治疗脑卒中疗效颇佳，遂去医院就医。使他意想不到的是，第一次治疗就感觉到偏瘫的肢体有通电和跳动的感觉，不到1个疗程他就能告别拐杖，慢步行走。1个月后已基本恢复生活自理。邻居60多岁的李大妈脑卒中后右侧肢体功能受损、右手手掌无法扳开，做了第一次颈动脉介入注射药物治疗后，手掌马上张开，屈伸自如。

事实上，颈动脉介入疗法是近年来新兴的一种脑卒中治疗新方法，即在患者颈动脉插入微细导管至病变组织，使注入的特殊高效脑活性因子药物直接到达患部，局部药物浓度高出常规方法的40～50倍，从而使脑血管有效的扩张，血栓消融，达到滋养并激活脑细胞的功效，并通过在受损脑组织处建立新的血液侧支循环，使脑神经细胞恢复功能。相对于目前许多医院对脑卒中患者常用的静脉用药，运用颈动脉注药对脑梗死的康复效果具有显著的疗效性。颈动脉介入疗法不仅对发病6小时内接受治疗的患者见效快，脑卒中很久的患者也有效果。

4. 安宫牛黄丸脑卒中急救药

稍微懂得一些中医知识的张先生说，10年前，他母亲在干活时突发出血性脑卒中,刚发病时稍知一点中医的邻居把家里存的1丸安宫牛黄丸送了过来,用水研碎给母亲灌了下去,紧接着用担架送到了医院,医院的大夫说,"多亏那丸药,老太太的恢复比估计的好得多"。张先生于是知道了安宫牛黄丸的作用,母亲病愈后他特意买了几丸在家中备着。

安宫牛黄丸确有这样神奇吗?医生的解释是,安宫牛黄丸可以抑制脑细胞凋亡,而脑细胞凋亡是不可逆转的,昏迷时间长了,带来的呆傻、半身不遂等,都是脑细胞凋亡造成的。而安宫牛黄丸对于脑卒中所致的神昏、谵语、抽搐、惊风、狂躁、四肢厥冷、牙关紧闭、偏瘫失语、休克晕厥等症有非常好的治疗效果。本药是一种急救药,一般在脑卒中发病初期应用效果最佳。由于本药中含有麝香、雄黄等药物,孕妇应慎重服用。

5. 脑卒中与溶栓疗法

所谓溶栓疗法就是使用药物,使血栓溶解,达到血管再通的目的,从而使受阻的血管灌流区域的脑组织重新获得血氧供应。由于纤维蛋白是血栓的一个重要成分,所以目前主要使用溶解纤维蛋白的药物进行溶栓治疗。此类药物包括链激酶、尿激酶及组织型纤溶酶原激活剂。

(1)链激酶:能使纤维蛋白原转变为有活性的纤维蛋白酶而使血栓溶解。常用剂量为50万单位加入生理盐水或5%葡萄糖注射液100毫升内,静脉滴注,30分钟内滴完,维持量每小时5万~10万单位,直至血栓溶解或病情不再发展为止。一般用12小时至5日。但因链激酶有抗原性和致热物质,用后常出现明显的不良反应,所以一般不用此药。

(2)尿激酶:能激活纤维蛋白原而溶解血栓。常用量为1万~2万单位加入5％葡萄糖注射液500毫升内,静脉滴注,每日1~2次,连续5~7日。

(3)组织型纤维酶原激活剂:对血块有专一性,能选择性地作用于血栓局部,不引起全身性纤溶状态,使用较安全,无变态反应,但由于药源较少,现仍未被临床广泛应用。

6. 脑卒中的中医主要治疗方法

家人或亲朋患了脑卒中,经过急救保住了性命。有的人说中医治疗脑卒中后遗症有独到之处,但不知脑卒中的中医治疗方法到底有没有效。事实上,几千年来中医对脑卒中的治疗积累了丰富的经验,中医主要采用辨证与辨病相结合的方法治疗脑卒中。其突出表现在:

(1)中医根据患者的不同病情,开展有针对性的个体化治疗。通常在中西医结合的基础上突出中医特色,对患者进行辨证施治。

(2)中医将脑卒中辨证分为中经络与中脏腑,中经络是脑卒中的轻症,宜养血祛风、通经活络。可用大秦艽汤加减,或服大活络丹、小活络丹等。中脏腑是脑卒中的重症,应首先改善患者的意识状态,分别对证应用牛黄清心丸、苏合香丸、三化汤及参附汤等。

(3)中医在治疗脑卒中时充分发挥了针灸治疗脑卒中的优势,针灸对患者存在的半身不遂、口眼歪斜、言语不利、吞咽困难等症状,分别采用不同的针灸治疗方法,效果非常显著,但治疗的时机对于疗效至关重要。

7. 脑卒中患者不怕风

有人患了脑卒中,家人亲属异常紧张,生怕患者再次脑卒中,而将门窗紧闭,理由是脑卒中者怕风。那么,究竟脑卒中患者怕不怕风呢?

其实,认为脑卒中患者怕风是个误会。由于本病名又叫"脑中风",容易使人联想到是受外界自然之"风"而得病。中医所说的脑中风,主要是因为本证发病迅速,与风邪相似,骤然而至,中人迅速;二是因为中医学理论认为,本病是由于各种原因造成的肝风内动所致,也就是说,脑卒中的发生是由于各种原因引动了"内风"。可见,即使有的人感受了风寒而诱发脑卒中,那也只是外因、诱因。所以我们说,脑卒中与自然界的风没有特定的内在联系。

所以,脑卒中患者不用过分惧怕自然界的风。相反,脑卒中患者的康复需要新鲜空气。只要穿好盖好、注意保暖,即使在寒冷的冬天也应定时开窗通风,保证空气新鲜,这对于脑卒中患者的康复有极大的好处。

8. 脑卒中与家庭护理

患者脑卒中后被送到了医院,必有亲人陪伴左右。当然护理离不开专业护理人员,但家属的正确护理同样有利于患者的康复。

(1)脑卒中急性期一定要保持病室环境安静,谢绝过多亲朋好友探视,避免一切不良刺激。患者绝对卧床休息,减少不必要的搬动,对烦躁不安者应加床栏保护。要保持病室空气新鲜,光线柔和,温湿度适宜,避免噪声、强光等一切不良刺激。

(2)脑卒中患者特别是脑出血患者,在急性期常见体温升高,在护士的指导下可给予物理降温,如头部大血管经过的表浅部位(腋窝、腹股沟等处)敷冰袋、酒精擦浴等。

(3)痰液较多时头偏向一侧,轻拍背部,利于排痰,必要时用吸痰器及时吸出分泌物,保持呼吸道通畅,以利于氧气吸入。

(4)卧床休息,取适宜体位,中经络者宜去枕平卧,中脏腑者头部略高,应避免搬动。若呕吐、流涎较多,可将头侧向一边,以防发生窒息。

(5)在护理操作时,要尽量减少掀动被服次数和裸露时间,注意保暖,并随室温及天气变化,随时增减衣服。半身不遂者,注意患肢保暖防寒。实施早期保护性护理措施,保持肢体功能位置,防止患侧肢体受压,发生畸形。

9. 脑卒中后压疮的预防

患者由于瘫痪,长期卧床或久卧而不变换体位易发生压疮。压疮是脑卒中患者的并发症之一。这种并发症往往威胁到患者的生命。所以认真做好皮肤护理,预防压疮发生是一项非常重要的工作。一般预防脑卒中患者发生压疮要求做到"七勤":勤翻身,勤擦洗,勤按摩,勤换洗,勤整理,勤检查,勤交代。

(1)定时变换体位,2~3小时翻身1次。用热毛巾擦洗及按摩骨骼隆起受压迫处,每日至少2次。消瘦者用50％酒精或红花酒精按摩;如皮肤干燥且有脱屑者,可涂少量润滑剂,以免干裂出血。更换体位及取放便盆时,动作要轻巧,防止损伤皮肤。

(2)患者如有大、小便失禁,呕吐及出汗等情况,应及时擦洗干净,保持干燥,及时更换衣服、床单,褥子应柔软、干燥、平整。

(3)骨骼隆突易受压处,放置海绵垫或棉圈、软枕、气圈、支架等,以防受压。水肿、肥胖者不宜用气圈,以软垫更好,或软枕置于腿下,并抬高肢体,变换体位更为重要。

10. 脑卒中预测可做诊断参考

现在医院有许多预测脑卒中的方法,时不时地会有医生向高血压患者推荐,不少人想问脑卒中预测到底可靠不可靠?事实上,脑卒中预测的主要依据是血液流变学,临床上,通过测定全血黏度、血浆黏度、红细胞压积、血沉、纤维蛋白原、红细胞及血小板电泳等,可了解被测者的血液流变学特性。这些指标的异常改变被视为脑卒中发病的危险因素。

由于脑卒中的成因复杂,非某一具体因素可定。所以预测时,要考虑年龄、血脂、血糖、血压、有无冠心病史、脑卒中史、家族史,以及体重、饮食习惯、吸烟、饮酒等各种因素,并对每个因素所起的作用给予不同的估价和评分,最后经过综合估价,得出患脑卒中的可能性。

然而,目前所设计的预测项目中,尽管包括了已知的与脑卒中发病有关的多种因素,但是这诸多因素中,哪些项目是主要的,或在发病某一阶段是主要的,是否还有更多的因素参与,以及对每项危险因素的估价等还没有确定的结论。因此,临床预测结果尚不够满意,还不能可靠地预报脑卒中的发生。

11. "血流变"对预测脑卒中的准确性

现在许多医院的医生让中老年人做血液流变学检查,简称"血流变"检查。但不少患者并不懂得这一检查的重要意义。血液流变学是专门研究血液在人体血管内是如何流动的,有哪些因素会妨碍血液在人体血管内流动。"血流变"检查的核心是血液黏度的高低,通过检查全血黏度、红细胞压积、血浆黏度、纤维蛋白原和红细胞变形能力5项主要指标,确定血液黏度是否增高或降低,有无脑卒中的可能或脑卒中几率的大小。

这主要是因为,医生在长期的医疗实践中,发现约3/4的脑卒中患者(脑血栓)血液黏度增高,约1/4的脑卒中患者(脑出血)血液黏度减低。因此,医生认为"血流变"检查对鉴别脑卒中性质有所帮助。体检检查中老年人尤其是动脉硬化患者的"血流变",能够预报脑卒中和有可能发生哪种脑卒中。

12. 鲜为人知的脑卒中报警信号

脑卒中常使人猝不及防。其实,在日常生活中,脑卒中常有报警信号,只不过是这些报警信号,鲜为人知。下面列举的几种情况即属于脑卒中的信号:

(1)突然眼前发黑:正常人突然出现眼前发黑,看不见物体,数秒或数分钟即恢复常态,此时既没有恶心、头晕,也无任何意识障碍。出现此种现象,意味着视网膜有短暂性缺血、颅内血流动力学改变。

(2)出现难以忍受的头痛:头痛由间断性变为持续性,或伴有恶心、呕吐。这常是由于脑动脉内压力突然升高,使血管壁痛觉感受器受刺激所致。这可能是脑出血的讯号,应特别注意。

(3)常常哈欠不断:脑缺氧,特别是呼吸中枢缺氧时,会引起哈欠反射。当脑动脉硬化逐渐加重,管腔愈来愈狭窄,脑缺血、缺氧加重,特别是在缺血性脑卒中发作5~10天前,频频打哈欠,可达80%左右。所以,不要忽略了这一重要的报警信号。

(4)中老年人突然眩晕:中老年人突然视物旋转,耳鸣,呕吐,取物不准,四肢麻木无力且反复发作,是椎-基底动脉供血不足的表现,预示该系统将要发生严重的缺血性脑血管病。

(5)语言障碍及其他:反复发作的说话不清,视物模糊,一侧肢体麻木无力,是颈内动脉系统短暂性脑缺血的典型表现,此时预防脑血栓形成就刻不容缓了。

(6)短暂性视力障碍:有的中老年人没有眼前发黑,而是视物模糊,或视野缺损,视力多在1小时内自行恢复,这种现象同样被看作是较早的脑卒中预报信号。

(7)头部转动突觉手臂无力:有的中老年人持刀刮脸时,头转向一侧,突然感觉手臂无力,剃刀落地,或同时伴说话不清,1~2分钟后完全恢复常态,这说明颈动脉狭窄或痉挛已经导致颅脑供血不足。它提醒人们,缺血性脑卒中随时可发生。

中老年人一旦出现了上述信号,应及时就医,卧床休息。同时,要观察血压的变化,如果血压太高,要适当地服用降血压药;在治疗上要及时请医生救治,切不可耽误治疗时间。

13. 降低血黏度可预防脑卒中

有的人体检后,发现血黏度增高,医生让其服用降低血黏度的药物,而有的人并不知血黏度增高对中老年人的影响,其实降低增高了的血黏度对中老年人预防脑卒中的发生有极大的好处。

西医学认为,脑卒中的病理改变主要包括 3 方面:即动脉硬化、血压增高及血黏度异常。而按现有医疗水平,已硬化的动脉血管很难再"变软",而血压经过治疗可控制在正常水平,而血黏度的改变已成为预防脑卒中的焦点。血液黏度增高,则血液不易流动,而血液流动缓慢会造成脑供血不足。脑是全身最重要的器官之一,需要充分的血液供应。如果得不到充足的血液供应,脑细胞就会受到损害,影响健康,甚者发生脑卒中。所以说,中老年人如果血黏度过高,降低血黏度就至为重要。

14. 高血压鼻出血是脑卒中的先兆

医学专家认为有高血压、动脉硬化病的中老年人,如果反复发生鼻出血,在 1~6 个月内有 50% 的人会发生脑卒中。这是因为部分中老年人鼻腔内血管及其周围组织的血管硬化，血管壁纤维组织增生，血管壁弹性降低，脆性增加所致。当血压升高而脑内血管尚未破裂之前，鼻腔血管的某一条会先期破裂而发生鼻出血。

患有高血压、动脉硬化的中老年人，要把反复鼻出血看作脑卒中的先兆，要加强对高血压、高脂血症和动脉硬化的预防和治疗。尤其是发生时轻时重的鼻出血后，要认识到可能与血压波动有关，最好的办法就是到医院尽快检查血压，对脑卒中进行必要的预防，以防脑卒中的发生。

15. 昼夜脉压差小脑卒中危险性增大

高血压与脑卒中有关是大多数人都知道的因素，而危险性最大的信号便是昼夜血压差缩小。通常，人的血压在24小时内有一个波动，有高峰和低谷的区别，并非一成不变，低谷时间（夜间2～3时）和两个高峰时间（上午8～9时和下午2～3时）。高峰和低谷时的昼夜血压差应大于10个百分点。医学专家提醒，若差距不断缩小，相差只有0.6～3.3个百分点，将提示有可能发生脑卒中，当务之急就是加强对高血压和动脉硬化的治疗，不可掉以轻心。可是，这一事实却鲜为人知，因为高血压病患者却很少知道自己的血压白天和晚上的差距是否正常，所以，向有经验的医生咨询并学会血压的测量是最好的办法。

16. 预防脑卒中的最佳血压

脑卒中与血压有紧密的关系，预防脑卒中控制血压是措施之一，但血压最佳控制值，有的人却不知。

医学研究表明,若把血压降至130/85毫米汞柱以下,是一个相对安全的范围,有利于大幅降低脑卒中的发病率。血压大于130/85毫米汞柱已成为脑卒中的发病因素。当然,中老年人也不可以机械地看待这个原则。比如血压130/85毫米汞柱对不常运动、身体肥胖、胆固醇又高的人,属脑卒中的危险因素,需要进行降血压治疗;但是,对经常运动、体重正常、胆固醇又不高的人,即便血压处在140/90毫米汞柱的稍高水平,也未必就是脑卒中的危险因素,因此也没有必要进行治疗。但中老年人就需要正确认识自己的血压,并将其控制在一个合理的范围内,以防脑卒中的发生。

17. 脑卒中的综合预防法

脑卒中的预防要以"健康四大基石"为主要内容,改变生活方式为基础,对高血压、血脂异常、高黏血症、肥胖、心脏病、糖尿病等进行积极有效的治疗。综合预防其实是各种预防方法的总结。平时主要应做到以下几点:

(1)控制高血压:预防脑卒中,就要把脑卒中的危险因素尽可能降到最低,控制高血压是预防脑卒中的重点。高血压病患者要遵医嘱按时服用降血压药物,有条件者最好每日测1次血压,特别是在调整降血压药物阶段,以保持血压稳定。

(2)防治动脉粥样硬化:关键在于防治高脂血症和肥胖。建立健康的饮食习惯,多吃新鲜蔬菜和水果,少吃脂肪高的食物,如肥肉和动物内脏等;适量运动,增加热能消耗;服用降血脂药物;控制糖尿病与其他疾病,如心脏病、脉管炎等。

(3)注意脑卒中的先兆:一部分患者在脑卒中发作前常

有血压升高或波动,头痛头晕,手脚麻木、无力等先兆,发现后要尽早采取措施加以控制。

(4)保持情绪平稳:要保持情绪平稳,少做或不做易引起情绪激动的事,如打牌、打麻将、看体育比赛转播等。人情绪安然,不会引起血压升高,可减少脑卒中发生的机会。

(5)防止大便秘结:大便燥结,排便用力,不但腹压升高,血压和颅内压也同时上升,极易使脆弱的小血管破裂而引发脑出血。要预防便秘,多吃一些富含纤维的食物,如青菜、芹菜、韭菜及水果等。适当的运动及早晨起床前腹部自我保健按摩,或用适宜的药物,如麻仁丸、蜂蜜口服,开塞露、甘油外用等可有效防治便秘。

(6)饮水要充足:要维持体内有充足的水液,使血液稀释,保持血容量。平时要养成多饮水的习惯,特别是晚睡前、晨起时,饮1~2杯温开水。

(7)坚持体育锻炼:必须适当坚持体育锻炼,要根据自己的健康状况,进行一些适宜的体育锻炼,如散步,做广播体操等,以促进血液循环。从事力所能及的工作,应避免激烈的运动或过度疲劳。体力劳动和脑力劳动不要过于劳累,超负荷工作可诱发脑出血。

(8)饮食必须清淡:少食动物脂肪或含胆固醇高的食物,糖也不宜多食,可多吃豆类、水果、蔬菜和鱼类等,尤其对血压较高、动脉硬化、血脂高者更为重要。

(9)不要蹲便:蹲便时,下肢血管会发生严重屈曲,加上屏气排便,腹内压力增高,可使血压升高,就有可能发生脑血管意外。若坐便,股动脉虽弯曲,但弯曲角度在90°左右,血液可与平时一样保持畅通。同时全身的重量又为臀部所承

四、脑卒中养护细节

受,虽时间稍长,下肢也不感到吃力。

(10)有效控制小脑卒中:小脑卒中往往是脑卒中的先兆,当患者有短暂性脑缺血发作先兆时,应让其安静休息,并积极治疗,防止其发展为脑卒中。

(11)注意气象因素:季节与气候变化会使高血压病患者情绪不稳,血压波动,诱发脑卒中,在天气恶劣的时候更要防备脑卒中的发生。

18. 定期健康检查预防脑卒中

在中国的大多数人心中,无病不求医,有病看医生已成为人们不成文的惯例。其实,许多疾病光靠自我感觉是很难早发现的,只有定期去医院进行健康检查,才能早期发现,从而早期治疗,尤其是像脑卒中这样的一类疾病。

相当多单位每年一次的体检,都是从自以为没病的人群中,发现了相当多的严重疾病患者,如肝炎、肺结核、高血压病、心脏病、糖尿病、血液黏滞度增高,甚至包括一些癌症。可见,定期去医院体检是何等重要。尤其是血压、心电图、肺部透视、血脂、血糖等,这些项目的检测,对于脑卒中的预防有极大的好处。

19. 预防脑卒中复发的方法

中老年人患了脑卒中经过治疗,有的得到了好转或痊愈。但如果不采取好的预防措施,同样会复发。对于怎样有效防止脑卒中的复发,脑血管病专家指出了预防措施:

(1)采取有益于健康的生活习惯,包括合理的膳食、作息规律等,调整心理状态,树立正确的人生观,发现危险因素及早防治。

(2)控制高血压病,控制钠盐摄入,控制体重,忌烟,不要酗酒。糖尿病患者采用低糖、高蛋白及纤维素饮食,控制食量,选择合适的降糖药物,控制血糖。

(3)培养良好乐观的情绪,坚持与病魔作斗争,要持之以恒,加强日常生活的锻炼,自己洗脸、梳头、刷牙、穿衣及吃饭等。

(4)平素自己要锻炼瘫痪肢体,做多种活动,以便早日自理生活。能活动者,每日坚持行走或做医疗体操、打太极拳等体育锻炼。

(5)以清淡、低胆固醇的食物为宜,多吃豆类及豆制品、新鲜蔬菜和水果,有高血糖和高血脂者,应积极治疗和控制病情。

(6)保持健康的心态和良好的情绪,树立坚强的信心,相信自己一定能够战胜疾病,同时也要克服厌世和焦虑急躁的情绪。

(7)克服不良的嗜好、习惯,一定要戒烟酒。必须针对原发病采取积极的治疗措施,如控制动脉硬化的进展,低脂饮食和适当的运动,服用降脂药物,积极治疗心脏病,纠正心力衰竭和心律失常等。

(8)此外,脑血栓患者最好在每年脑卒中的多发季节静脉滴注 1~2 次扩张脑血管的药物,按时服用疏通脑血管的各类药物。

20. 抵御脑卒中靠运动

生命在于运动,运动抵御脑卒中。医学研究证明,经常运动的人患脑卒中的几率明显减少。医学专家进一步指出，40岁以后的人经常进行运动可预防脑卒中。有学者统计，40岁后的男人积极运动比不活动的同龄人脑卒中危险低30%；而医学试验也证实，肺功能差的人比肺功能最好的人，易患缺血性脑卒中。

运动可增强体质，提高抗病能力，延缓衰老。运动能够增强心脏功能，改善血管弹性，促进全身的血液循环，提高脑的血流量。运动能够降低血压，扩张血管，使血流加速，并能降低血液黏稠度和血小板聚集性，从而可减少血栓形成。运动可促进脂质代谢，提高血液中高密度脂蛋白的含量，从而可预防动脉硬化。长期锻炼能降低体重，防止肥胖。

在实践中，以每天快走30分钟为例，脑卒中的几率可降低30%。没有运动习惯的人，每天快走45分钟到1个小时，患脑卒中的几率可以进一步降低40%。当然，快走是指在12分钟内需走完1千米的距离，这样的速度才可以称之为"快走"，因为这个速度可让心肺功能产生有效运动，防止脑卒中发生。

21. 中老年人常耸肩可防脑卒中

中老年人常耸肩可防脑卒中，这是医学工作者通过观察得出的结论。老年人清晨醒后，静躺1分钟，活动一下手指和脚趾，徐徐坐稳，全身放松，深呼吸3次。然后开始耸肩锻炼，肩膀上耸又放下，反复进行6分钟（每分钟耸肩约60次）。最后用十指指腹由前额经头顶推揉至颈部36次，此法有助于脑部血液供应。平时休闲时也可进行耸肩锻炼，但要

量力而行，以自觉舒适为度

据专家研究，耸肩运动能使肩、背部神经、血管及肌肉放松，疏通经络，活血行气，从而为颈椎动脉血液流入大脑提供人为的动力，有利于防治缺血性脑梗死，对防治肩周炎及颈椎病也有效果。对于体质较好的中老年人，在家里或办公室上举哑铃也不失为预防脑卒中的一种好办法，其机制等同于耸肩上举。此法简单易行，但关键是要长期坚持，劳逸适度，方能取得效果，以防颈椎病、脑卒中发生。

22. 预防脑卒中的蔬菜

医学研究发现，常吃蔬菜、水果和低脂乳制品的人血压大多正常，脑卒中几率也相对较低。其原因在于食物中的无机盐和其他有益的成分，如纤维质、叶酸和植物性化学物质，对控制血压有明显的作用，所以平时应多食对脑卒中有预防作用的蔬菜。

有资料报道：每周吃 5 次或 5 次以上胡萝卜的人，比每个月只吃 1 次或不到 1 次胡萝卜的人，患脑卒中的危险要少 68%；菠菜也是预防脑卒中的有效食物。主要是因为它们富含 β-胡萝卜素的缘故。胡萝卜、菠菜和其他各种富含 β-胡萝卜素的蔬菜之所以能预防脑卒中，是因为胡萝卜素能够防止胆固醇被氧化成有害的形态，进而堆积在血管内，造成血液凝块。更重要的是，血液中若含有大量 β-胡萝卜素和维生素 A，可预防脑卒中或减少脑卒中所造成的神经伤害，并加速身体康复。

当人发生脑卒中，也就是脑部缺氧的时候，脑部细胞功能开始发生障碍,最严重的情况就是脑神经细胞受伤。但是,如果血液中含有较多维生素A,它就能够在各种细胞病变发生的时候加以阻止,从而减轻脑部受损的程度或死亡的机会。这是研究人员测试了多位脑卒中患者24小时内的血液得到的结论。

23. 定期输液能防脑卒中

在临床上,经常遇到这样的患者,要求定期输一些疏通血管的药物,如丹参、维脑路通等,认为这样可以预防脑血管病,防患于未然。事实果真如此吗?

脑血管病的发病因素很多,预防要依靠综合方法,单靠1~2种药物不能预防脑卒中的发生。当然,长期口服一些活血化瘀的中成药如丹参片等,也可以起到一定的预防作用。现在有人采用定期输液的做法,在每年的脑卒中多发季节,每次10~15天,通常在所输的液体中加入一些扩血管或者是活血化瘀的药物。这种做法有一定的道理,因为在脑卒中的高发季节,预防性的输入一些液体和药物,能使脑部的血液循环得到改善。

24. 过量饮酒易患脑卒中

某患者,男,年过50,患高血压多年,不规则服药,血压控制得不理想,时高时低,医生嘱其正规服药,定期测量血压,并劝其戒酒。但该患者旧习难改,某日宴,在众人起哄下,开怀痛饮,此时医生的劝告早已置之脑后,结果席中猝然倒地,突发脑卒中不治而亡,亲人悲伤欲绝。

从医学观点来看,少量饮低度酒(每日每人50克),尤其是葡萄酒,对于心脑血液循环不无裨益,但高血压患者长期过量饮用白酒则是有害无益。因为白酒可加重血脂水平及动脉粥样硬化,使脑血管弹性减弱,为出血性及缺血性脑卒中奠定了病理基础,一旦大量饮酒更可使心搏加快、血管收缩,血压在原已较高的水平上骤然升高,使硬化脆弱的脑血管无法承受压力而导致破裂出血,如出血量较大,颅压过高,脑疝形成,则难以抢救。再者,过量饮酒的高血压患者易情绪激动,加重原有的疾病,易诱发脑卒中。总之,长期过量饮酒,脑卒中悲剧肯定增多。

25. 最简单的梳头可预防脑卒中

俗话说:"梳头十分钟,预防脑卒中"。脑卒中是老年人的常见病,对付它的最好办法就是加强预防,坚持梳头就是一种最简单易行的好办法。梳头,不仅是美容化妆的需要,而且对自我保健大有益处,尤其是对脑卒中能起到很好地预防作用。

中医学认为,头为诸阳之会,梳头可起到调理全身气血的作用,可刺激头部经络,调节人体全身血液循环,醒脑开窍,振奋阳气,祛瘀充氧,调理脏器,提高机体抗病能力。现代医学认为,梳头还有神经反射作用,改善血液循环,促进组织细胞的新陈代谢,这种微妙的关系和微妙的作用,贯穿于梳头的全过程。

从另一方面说,梳头方法简单,每天可为,只要坚持就能取得很好的保健作用。中老年人若要获取较好的理疗作用,达到预防脑卒中的目的,梳头时必须要有耐心,梳具作用到头皮,反复进行,头皮能产生微热最好。一般地说,梳头要能起到保健的作用,最好每次梳理的时间在10分钟左右,早晚各进行1次,效果最为理想。

26. 寒冷季节预防脑卒中

天寒地冻,脑卒中多发。尽管寒冷被中老年人视为脑卒中的诱因,但正确预防还是能避免脑卒中的发生的。首先还是应该强调主要危险因素的控制,如要对高血压病、糖尿病、高脂血症、心脏疾病进行治疗,要生活规律,戒烟,戒酒,适量地多饮水、少吃盐,控制体重等。针对这个季节的气候特点应注意:室温在16℃～20℃即可,不宜超过20℃;另外,室内还应保持一定的湿度,定时开窗通风。

中老年人可根据自身身体状况坚持适量运动,晨练不宜太早或太晚,运动量不宜过大,出门也不要裹得太严实,这可以逐步地锻炼身体对寒冷的适应能力。尽量避免到一些喧闹、嘈杂、室温过高的公共场所去,注意预防呼吸道感染,出现感染迹象及时就医。

另外,由于天气寒冷,中老年人多不愿意出门,由于不能及时就医,更容易延误就诊。有些老年人一到冬季就深居简出,特别是那些独居的老人,他们缺乏与别人交流的机会,出现脑卒中早期症状也难以被识别或报告,因而延误了诊治。还有一些患者,已经出现明显的脑卒中症状,但因气候恶劣,转运困难而拖延了时间,失去了早期救治的机会。所以寒冷季节,一旦出现脑卒中征兆,应及时治疗。

27. 脑卒中后遗症的最佳康复期

脑卒中后遗症的康复治疗是指对发生脑卒中以后所遗留下的半身不遂、语言障碍等残疾症状,综合协调地采用各种有效措施,减轻残疾和因残疾所带来的后果,使残疾者的残存功能和潜在能力在治疗后获得最大的发挥,获得生活能力和工作能力,重返家庭和社会,平等地享受人类的各种权利,提高生活质量。

对脑卒中后遗症患者,必须争取早期康复治疗,尤其在发病后的前3个月内的康复治疗是获得理想功能恢复的最佳时机,但对病程长者,其潜在功能恢复力也不容忽视,应当继续进行相应的康复治疗,也可达到改善功能的效果,根据临床经验,在发病后2年内,如果康复措施得当,还会有不同程度的恢复。

28. 脑卒中后遗症的中药康复治疗

脑卒中后遗症属难治病症,中医药康复治疗被认为是方案之一。目前采用的有效康复措施主要有如下几条:

对半身不遂者,在软瘫期多使用有益气活血通络作用的补阳还五汤加减;在硬瘫期多用有平肝熄风,养血活络作用的四物汤合天麻钩藤饮加减。对语言障碍者,常用有祛风化痰作用的解语丹加减;肾虚者合用左归饮加减。老年痴呆者,常用益脾肾补脑髓,化瘀豁痰开窍的河车大造丸合安脑丸。在药物的加减选用和每味药的用量方面目前都有新的突破,这是疗效高于传统用药的关键所在。

29. 脑卒中后遗症的针灸康复

针灸是脑卒中后遗症的主要康复方法之一,除正确选择针灸时机以外,选用医术高超的针灸医生也是脑卒中后遗症康复的关键之一。针灸康复有许多知识与技巧,包括针法与取穴、针灸辨证治疗等。

一般医术高超的针灸医生,治疗脑卒中后遗症,除用常法取穴外,多采用针刺某些特效穴确能提高疗效,如下肢瘫软针隐白穴,肩关节不能活动者针对侧"中平负",腿不能提起者刺"提腿负",颈部无力者针"筋缩"等。在针刺手法上,要求每针都能出现酸、痛、胀或定向走窜的感觉,对有些穴位,如软瘫针隐白穴时应让患肢出现抽动抬腿动作,则疗效会明显迅速。若配合灵龟八法按时取穴法往往会出现奇效。

有的针灸医生,由于医术高超,或者由于采用了不同于传统取穴的特效穴法和特殊的针刺手法,能够迅速使残肢功能恢复上了新台阶,甚至使原来都认为不可能站起来的瘫痪患者上下楼梯、出入家门,以致完全康复。

30. 脑卒中后的康复原则

脑卒中后康复的效果,要依据病情和治疗的时机、措施而定。部分康复是常见的,但完全复原比较少见。脑卒中后,可能会有以下4种情况出现:

(1)脑卒中发生时受严重损坏的细胞凋亡,永不复原。

(2)由于脑部肿胀而部分受损的脑细胞在肿胀消退后复原,重新工作。这一程序通常在脑卒中后最初几周出现。

(3)其他未受脑卒中影响的脑细胞逐渐取代凋亡细胞的功能。不过,这种情况的出现是有限的。

(4)患者学习和适应新的生活方式,克服脑卒中后失去的功能。大部分康复情况会很快在脑卒中发生后最初6个月内出现,之后就会停滞不前,并且逐渐消失。

因此,患了脑卒中后,应面对现实,积极治疗,配合医务人员加强功能锻炼,争取恢复到最佳效果。康复治疗,要持之以恒,贵在坚持。

31. 脑卒中患者尽快康复的方案

脑卒中患者病情稳定后,除进行适量锻炼如走路、说话外,脑血管病专家发现:脑卒中患者的恢复期长期服用中成药通心络胶囊,能加快康复进程,减少复发。因为脑卒中属于中医的络脉阻塞,以虫类通络药为主药组成的通心络胶囊中,水蛭可降低全血黏度、胆固醇和三酰甘油,消除血栓再发的隐患;土鳖虫抗血小板聚集,疏通脑血管,溶解血栓;全蝎、蜈蚣、蝉蜕能解除血管痉挛,增加血液供应。所以,通心络胶囊能有效促进脑血栓半身不遂、口舌歪斜、语言不利和手足麻木的快速康复。

现代研究表明,针刺可改善脑血流量,减轻脑水肿,促进受损神经功能的康复。急性缺血性脑卒中患者经头穴针刺治疗,能达到立竿见影的效果。针刺5~10分钟后,瘫痪肢体肌力可提高1~2级或以上,这被称为针刺的"即刻效应"。若进行连续、系统的针刺治疗,针刺效应会不断累加,使疗效稳定提高。

32. 脑卒中康复的关键在于锻炼

脑卒中发病后,家人出于对老年人的孝心而给予周到的照料,不让患者参与一些生活自理活动。其实,脑卒中患者这样静养,不但影响偏瘫肢体运动功能恢复,而且还易造成废用综合征:瘫肢关节僵硬、肌肉萎缩。

脑卒中偏瘫患者的运动康复应在医师的指导下,对患肢进行按摩推拿,或是利用一些康复设备进行运动,运动康复能使患肢的传入冲动增加,脑神经代偿功能早日出现,促使患肢的肌力恢复,疼痛减轻,并改善异常的运动模式,如偏瘫步态、足内翻等。

康复锻炼可以明显地促进其恢复,经过康复的患者,90%能重新步行,生活能够自理,其中,30%的患者能恢复适当的工作。所以,康复锻炼在脑血管患者的治疗中具有非常重要的作用。

功能锻炼可以尽量地加快肢体功能的恢复,防止偏瘫肢体的畸形和挛缩。偏瘫患者的功能锻炼越早越好。在急性期,生命体征平稳,躺在床上就要对患者进行被动的肢体活动。脑梗死2周后、脑出血3~4周后,病情平稳,就应下床进行被动的、主动的活动。一般认为,在脑卒中3个月内进行锻炼,则恢复的可能性比较大;6个月后,恢复功能的可能性就比较小;1年后,恢复功能的可能性就更小了。

33. 脑卒中后遗症肢体康复锻炼三步法

第一步:从坐到站

患者尚不能主动运动时,可由护理者帮助按摩瘫痪肢体,再做肢体被动伸屈活动,每日3遍,每遍10次左右。肢体能主动伸屈时可做下列锻炼:①卧位,两手握拳,手臂及大腿交替屈伸。②坐位,提腿,原地踏步,每日2次,每次10~15下。③起坐,先由护理者扶持,后由患者自己起坐,每日3次。④立位,扶床架或椅背站立,每日2次。

第二步:步行

①扶持椅背、床架站立,做原地踏步,每日3次。②扶持椅背站起,一腿提起片刻再换另一腿,两腿如此交替进行,每日3次。③扶持床架或桌子行走,再过渡做扶手杖行走,最后独立行走。

第三步:增加肢体的灵活性

①做上下楼梯练习或短距离散步。②手做打结、写字、拍球练习。③做蹲、立锻炼。

34. 脑卒中康复训练的最佳时机

现代康复医学认为,脑卒中偏瘫肢体运动功能的康复有赖于大脑高级神经中枢与肢体之间神经通道的疏通,这种通道的建立只有对肢体进行不断有效的刺激才能完成。因此,脑卒中患者应早期进行康复运动锻炼,只要病情稳定(一般在发病后3~5天),就应开始康复锻炼活动。起初可由旁人帮助患者对偏瘫肢体各关节进行被动活动,采用按摩推拿等方式,让患者练习翻身及起坐等动作,然后逐步过渡到练习站立、扶物步行、用手抓握物品等活动,让患者慢慢学会洗脸、刷牙、穿衣、进食、上厕所等日常生活活动。

康复运动锻炼应根据患者的实际情况循序渐进,不可操之过急。对患者运动功能的微小进步,都应给予肯定和鼓励,以进一步调动患者参加锻炼的积极性。脑卒中患者只要持之以恒地进行合理的康复运动训练,可明显提高生活自理能力,改善生活质量,降低致残率。

35. 脑卒中患者的心理变化

心理是脑的功能,心理的发生和发展也是以脑的发育为基础。在一切疾病的恢复中,心理因素均起着重要的作用。在脑血管病时,由于生理的、社会的、经济的多种因素,可引起患者一系列心理变化,在疾病康复的自始至终,也是一个值得注意的问题,心理康复与神经功能康复密切相关,互相促进。

脑卒中后,神志清醒者(包括原有意识障碍经治疗恢复者)的主要心理变化是:①恐惧,怕病治不好。②绝望,对疾病的治疗无信心,自己会成为一个残疾的人,人生的意义到此结束。③烦躁焦虑,主要来自于对职业,家庭生活,老人的抚养,孩子的教育和就业等的忧虑。④担心,担心自己病不会好而将成为社会和家庭的负担。总之悲观失望、情绪不稳,对未来的生活丧失信心。

36. 脑卒中患者心理康复措施

这是家庭康复措施中的重要环节。脑卒中患者由于偏瘫或失语,日常生活不能自理,常表现为抑郁、悲哀、自卑等心理状态,性格也变得暴躁。家属应多给予些爱心和理解,满足其心理需求,尽力消除患者的悲观情绪。

(1)热情,家庭对患者要热情关心,多与他们交谈,面色和蔼,热情给洗脸、喂饭、洗澡、处理大小便、翻身,在这些过程中不要有任何不耐烦情感,不要说任何伤感情的话,使患者感到不孤单,有继续生活的勇气。医生要多鼓励,给予患者心理上充满战胜疾病的信念。

(2)注意发挥药物的生理效应,在病的急性期或恢复期,患者会有许多痛苦,医生要及时地使患者树立战胜疾病的信心,建立患者对医务人员的信赖感,使心理治疗发挥更大的作用。

(3)鼓励患者参与学习力所能及的社会、家庭活动,对患者在康复过程中的每一点进步,都要给予鼓励,教育患者重新建立病后的学习、生活和工作内容,根据自己的文化素质、体力培养自己的爱好,展开新的生活,并为实现这一目标而努力,鼓励他们参加娱乐活动,增加其对生活的乐趣,分散他们对疾病的不良情绪和注意力。

37. 脑卒中后遗症患肢按摩法

脑卒中患者经过医院救治幸存后,常遗留一些运动、感觉和语言等障碍,出院后家庭康复治疗是一种有效的好方法。此时,家属如能做到护理恰当,就可消除或减轻患者的功能缺陷,可最大限度恢复患者生活及工作能力。

按摩疗法能调节中枢神经系统的兴奋、抑制过程,促进局部血液和淋巴循环,从而防止或减轻肌肉、骨骼的失用性萎缩。患肢应处于功能位置,勿使肢体关节扭转、弯曲、防止关节挛缩。按摩前要洗手,剪指甲,并用滑石粉涂于按摩的皮肤上。对痉挛性瘫痪手法要轻,使其放松,以降低中枢神经系统的兴奋性;对软瘫患者手法宜深而重,以刺激神经活动过程的兴奋性。按摩的时间每日2次,每次30分钟。

常用的方法有3种:

(1)摩法:用手的掌部或指腹在患部顺着淋巴回流方向,由末梢向中心轻轻地抚摩,可以帮助静脉淋巴回流。

(2)探擦法:用手掌、大小鱼际、掌根或指腹在皮肤上摩擦,方向不变,用力较大而均匀,动作连贯,使局部皮肤有灼热感,使皮肤与皮下组织血运丰富、营养改善。

(3)揉捏法:用手指或手掌做相对的不断的用力旋转进行,使肌肉韧带营养得到改善。

38. 主动被动运动与脑卒中后遗症

被动运动:主要作用是促进肢体血液循环,维持关节韧带活动度,减轻肌肉痉挛。主要操作肢体各关节方向的被动活动。顺序为先大关节,后小关节,运动幅度从小到大,每日2次,每次30分钟。

主动运动:主动运动是提高中枢神经系统紧张度,活跃各系统生理功能,预防并发症。主动运动要循序渐进,持之以恒,切不可操之过急,由于脑卒中导致肢体功能活动降低,部分关节、肌肉处于废用状态,患者关节强直,肌肉萎缩,故大多数患者懒于活动。此时,家属要督促和协助患者进行锻炼,从单个关节主动运动开始,直至多关节运动,运动时尽可能带动患肢一起活动。在进行坐、站、走功能训练时,家属要站在患者患侧,协助患者坐起、站立,行走时要求患者尽量抬高患肢。

主动运动是恢复生活能力的最好方法。它包括饮食动作、洗漱动作、更衣动作、大小便自理训练、洗澡、家务劳动及外出散步等,在训练中必须有人照顾。

39. 脑卒中后患者语言康复训练法

口语表达能力的康复训练:先要进行舌肌、面肌、软腭和声带运动的训练,以使语言肌肉的功能得以恢复。发声训练最简单的方法是结合日常生活令患者与人交谈。

对失语者,要进行口语训练和书面语言训练,训练患者用喉部发出"啊啊"的声音,或用咳嗽或用嘴吹气诱导发音。随着家属发音和说单词,由易到难,由短到长,循序渐进,所教的内容应适合患者的兴趣,尽可能与日常生活相联系。

有的老年人患脑卒中失语,但还能唱歌,则应鼓励其唱歌。经2～6个月的训练,失语症状可不同程度地恢复,但只要语言未完全恢复,仍应坚持康复训练。有的患者甚至经过5年时间,语言功能才完全恢复。语言康复训练最好在家中由家属帮助进行,因没有干扰,且可以结合日常生活,比在医院内进行更为有效。因脑卒中老年人的社会及文化背景不同,故语言康复训练一对一进行效果更佳。

(五)饮食预防脑卒中

1. 吃鱼有助于预防脑卒中

我们知道,鱼类中含有丰富的脂肪酸,而脂肪酸能够调节人体血液的循环状态,有助于防止血液形成血凝斑块,从而造成大脑血管的阻塞。医学研究发现,常吃鱼可减少发生脑卒中的危险。因此,营养学家建议,饮食要多样化,要多吃金枪鱼、鲭鱼、青鱼和沙丁鱼。

人群调查研究表明,每周经常食鱼的人群中,他们发生脑卒中的可能性和危险性相对来说比较低。每周吃鱼超过5次的妇女同每月吃鱼不到1次的妇女相比,她们患脑卒中的几率减少了一半左右,大约52%,每周吃鱼2~4次的妇女同每月吃鱼不到1次的妇女相比,她们患脑卒中的几率减少了1/4左右,大约27%,每周吃鱼1次的妇女,她们患脑卒中的几率减少了22%,每月至少吃鱼3次的妇女,她们患脑卒中的几率减少了7%。

年龄在60~69岁的老年人,每周至少吃鱼1次者,同那些不吃鱼的人相比,在今后的15年内发生脑卒中的危险性要减少一半。已经步入中年的人们,或本身就患有高血压、糖尿病、脂肪增高等病史的人们,到了令自己担心会发生血管阻塞的时候,不妨静下心来做一个想象:当您服下鱼油丸之后,鱼油就会在您的细胞膜内停留,而这种充满鱼油的细胞富有弹性,像液体般的柔滑细软。也就是说,这种富有弹性的柔软形态的细胞,比较容易挤过狭窄紧缩的血管,把人体所需要的氧气运送到大脑部和心脏的各个组织细胞中。这种巧妙的变化可以挽救许许多多人的生命,特别是当您的血管已经变得脆弱老化、缺乏弹性而容易受到阻塞的时候。

2. 每天一个苹果可预防脑卒中

临床营养学家通过研究观察发现,不论男性或女性,如果每天能吃上一个苹果,发生脑卒中的几率就会大大减少。

脑卒中分为血栓性和出血性脑卒中两大类。血栓性脑卒中是由于在人体内自由循环的血块引起的;出血性脑卒中,是由于血管"破裂"和出血共同产生的。这两种脑卒中最终都会对人体造成伤害,导致肢体偏废、语言障碍、生活质量下降。

有关研究显示:良好的饮食生活和运动习惯,可以防止脑卒中的发作。苹果中含有丰富的维生素及其他人体必不可少的营养成分,如同其他水果中所含有益于健康的化合物一样,它们都可产生相同的预防和治疗效果。

欧洲研究人员对15岁以上的9000多名健康人群的食物摄取分析发现,每天吃苹果超过54克的男性和超过71毫克的女性(相当于1个苹果),比很少吃苹果者脑卒中的发生几率明显降低。

因此,医学专家们建议人们应该多吃水果和蔬菜。因为水果和蔬菜对心血管疾病和癌症有明显的预防作用,水果和蔬菜含有的有益成分,可帮助人体组织摄取足够的、富含氧气的血液供应。

3. 常吃香蕉可防脑卒中

香蕉是含钾丰富的水果。研究人员发现,平时,在饮食中摄入低量钾的人比那些在日常饮食中多吃富含钾的食物的人发生脑卒中的可能性要高出28%。因此,每天吃一些香蕉可降低脑卒中的危险性,这是心血管专家对您健康的忠告。

医学调查研究显示,每日膳食钾摄入量最低者,在 4~8 年内患脑卒中的可能性比其他正常饮食摄钾者高 1.5 倍;长期服用排钾利尿药者,患脑卒中的危险性较正常饮食者高达 2.5 倍;如果同时有低钾食物摄入,并且因患有不规律的心脏节律(房性纤颤)而需要服用排钾利尿药的老年人,发生脑卒中的可能性较正常者更是高达 10 倍。

如果每天饮食中钾的摄入量低于 1500 毫克,就不能满足人体生理代谢的需要。专家们建议,正常人每日钾的摄入量大约为 2300 毫克,在美国,每人每天平均摄入的钾量大约在 2500 毫克。香蕉是最富含钾的食物之一,一只香蕉大约含有 400 毫克的钾,这一数量相当于饮用了一杯橘子汁,或一杯甜瓜汁,或一块炸薯片。

那么,钾是如何防止脑卒中的呢?医学专家们解释说,钾与血压有密切的关联是其中的关键。实验研究显示,钾能够舒缓血管,从而降低血压。同时,它还有助于清除血液中过多的钠。钾摄入量较多的人会清除血液中更多的钠,从而降低了血压。由于血压的降低,最终减缓了脑卒中发生的危险性。所以说,多吃富含钾的香蕉有利于预防脑卒中的发作。

4. 喝葡萄酒可降低脑卒中风险

医学专家们经过调查研究后发现:适量饮用葡萄酒会降低患脑卒中的风险。每天喝适量葡萄酒的人,患心脏病的几率比较低。同时,饮适量葡萄酒的人患脑卒中的风险比喝啤酒或烈性酒的人也要低得多。

国外专家研究了 10 000 多饮用葡萄酒者。发现每周喝 1~6 杯葡萄酒者，患脑卒中的风险比从来不喝葡萄酒或很少喝葡萄酒者低 34%，相反，爱喝啤酒或烈性酒者，患脑卒中的风险没有明显减少。

"啤酒、葡萄酒和烈性酒对心脑血管疾病的影响各异，除了说明其所含的乙醇浓度外，还有其他化合物也许很重要"。葡萄酒，特别是红酒，含有有利于人体健康的植物化合物，而这些植物化合物是抗氧化剂，有助于防止体内脂肪依附在血管壁上而阻塞血管畅通。所以说，有脑卒中征兆的中老年人不妨每天喝上一小杯葡萄酒，对于降低脑卒中发生的几率，可以说是一种好的预防方法，但对酒类过敏者则要慎用。

5. 适量饮酒可降低患脑卒中的危险

目前国外一项新的研究显示，适量地饮少量的酒，也就是说，每天饮酒 1~2 杯者，可以降低患脑卒中的危险，但如果每天饮酒的量超过 3~5 杯者，则会起到相反的作用，使患脑卒中的危险性增加 1 倍。

国外研究人员，调查了饮酒与患脑卒中危险性之间的关系。分析结果显示：与完全戒酒的人相比，每天饮酒的量如果超过 5 杯就会使患脑卒中的危险性增加 64%，因为过量饮酒会增加血栓堵塞或减少大脑动脉供血，导致缺血性脑卒中的发病危险。这也是最为常见的脑卒中类型，占脑卒中患者的 69%。

如果每天饮酒的量超过 5 杯，患出血性脑卒中的危险也会增加 1 倍以上，出血性脑卒中是由于大脑内血管破裂出血造成的。但适量饮酒,也就是说,每天饮酒量在 1~2 杯时,患脑卒中的危险性要比完全戒酒者低 30%。如果每天饮酒量 3~4 杯或以上的人,比不喝酒者要高出 3 倍的患脑卒中机会。

医学研究报告提示,每天饮酒的量在 1 杯以下,但又未完全戒酒者患脑卒中的危险要比完全戒酒者低 20%。尽管本研究的结果提示中度饮酒对健康有益。但是,中老年人绝不能就此用饮酒的方法来降低患脑卒中的几率,而应适量控制饮酒。尤其肝肾功能不全者,更要慎重饮酒。

6. 控制食盐量预防脑卒中又一法

盐虽然不会使血压升高,但食入盐过多可以对脑部组织产生损害,引起微小的脑卒中。科学家们曾经做过实验,分别给老鼠喂养高盐和低盐的饮食。吃高盐饮食的老鼠在 15 周内,竟然全部脑卒中死掉,虽然它们的血压并没有升高;而吃低盐饮食的老鼠只有 12% 因脑卒中而死掉。吃高盐饮食致死的老鼠,则因一连串轻微脑卒中,最后导致脑部组织坏死和动脉受损。

日常生活中,即使一点盐不吃,从加工食品中进入体内的盐也有 3 克。如果不注意减少盐的摄入,每日将盐限制在 8 克以内是困难的。限制高盐的主要方法是平时饮食应多样化,尽可能吃多种食品为好,减少过咸的食物种类。

如果每日限制食盐在 10 克以下,可以说能减少现有症状的 30%,当然也有个体差异。血压正常的人(即收缩压<140 毫米汞柱,舒张压<90 毫米汞柱),肾功能正常的人,每

日摄入10克盐,其余的盐分会从尿中排出。

高血压病患者,应尽量减少食盐的摄入,为什么呢?因为面包、奶油、酱油都含有盐,即使在做菜的时候,一点盐不放,每天也会摄入3克盐。因此,应避免食用方便食品和快餐。亲手做的菜,咸淡适宜是最好掌握的。这样的饮食生活能保持人体系统正常运转,防止脑卒中及其他疾病。

7. 常饮绿茶能预防脑卒中

饮茶能够预防脑卒中,这是因为茶叶含有400余种化学成分。茶叶中的茶多酚有收敛、凝固细菌蛋白质的作用,故有杀菌消炎之效;还能促进维生素C的吸收,增强血管的柔韧性、弹性和微血管壁的渗透能力,故可防治高血压、冠心病和动脉硬化;从茶叶中提取出的茶色素,对防治老年人动脉硬化相当有效,口服有效率达80%以上;茶叶中的茶素还能刺激神经,兴奋精神,扩张血管,加快血液循环,增强肌肉的收缩力;茶叶中的茶碱可帮助溶解脂肪,有解腻、减肥之效。所以,饮茶对平时食肉较多、运动较少的中老年人来说是非常有益的。

对于中老年人预防脑卒中,茶应该是最好的饮料,尤其是绿茶,因为绿茶中含有咖啡因、儿茶素和茶酚,具有杀菌、增强免疫系统抗癌方面功能,还有预防心血管疾病、糖尿病、花粉过敏、基因突变、抗衰老等多种作用。

虽然,饮茶对脑卒中有一定的预防和治疗作用,但若饮之不当,也会产生危害。要注意合理饮茶:饮茶宜淡,不宜浓,特别是便秘和溃疡患者;不要喝隔夜茶;不用茶水送服药物;不用高温沸水泡茶,要注意饮茶时间。高血压病患者不宜空腹饮浓茶,尤其是平时没有饮茶习惯的人,以防发生意外。近年来有报道,个别人因空腹饮浓茶发生晕厥(俗称"醉茶"),而导致脑出血的事例发生。

8. 饭后一杯茶有助于疏通血管

一顿大鱼大肉饱餐之后,血液中的血脂水平就会随之升高,进而触发对机体有害的物质——氧自由基的产生,导致血管出现暂时性硬化和收缩,这一过程在心血管疾病患者身上尤为明显。

日本研究人员最近研究发现,饭后喝1杯茶,能消除血脂的有害作用,因为茶叶中的抗氧化剂有清除自由基的能力,因此能软化血管,促进血液流通。

在一项规模研究中,科研人员将10位年龄介于21~38岁的健康志愿者在食用含有79%脂肪的高脂饮食后,一组志愿者喝红茶,另一组则喝白开水。研究结果显示,喝茶志愿者前臂血流量比较大,这说明茶叶中的抗氧化剂有保护血管正常功能的作用。进一步检测还发现,志愿者在喝茶后,血液中的抗氧化剂能力也大大增强。

9. 中老年人减肥防脑卒中

肥胖症是中老年人的大敌,减肥防脑卒中是医学专家对中老年人的忠告。医学研究报告显示,动物体内脂肪细胞产生的高水平的激素瘦蛋白,可能是肥胖症患者出现血液凝块导致心脏病和脑卒中发作的原因。人体脂肪细胞产生瘦蛋白,通过抑制食欲来控制人的体重。当血液中的瘦蛋白水平增加时,大脑就会发出停止进食的信号。但肥胖症患者体内可产生瘦蛋白的脂肪细胞远远超过普通人而使体重控制系统受到破坏,超重的身体就不理会这种信号。

从临床观察中可以看到,体重越重的人,越容易患高血压。即使轻微高血压,在 65 岁以前,患脑卒中的机会也较血压正常的人高 3 倍,因高血压而死亡的人数也会多 1 倍。女性肥胖者患糖尿病的机会是体型正常女性的 4 倍。而 70% 的糖尿病患者都肥胖。因肥胖而引起的糖尿病患者,在体重减轻以后,病情会得以改善,糖分的代谢功能也会恢复正常。所以,对于肥胖的中老年人要预防脑卒中的发生,减肥是其关键的一环。

10. 坚持补钙预防脑卒中

中老年人会随着年龄的增长,钙质流失,而补钙是防止钙质流失的重要方法。每天应补充钙质 1 200 毫克左右,以免老年患骨质疏松症。作为现代女性,只要有这种"健康钙念",就能够永远体态动人,不会老来弯腰驼背,动不动就骨折。

同时,医学专家研究后还发现,如果中年以上女性每天补充 400 毫克的钙质,有一个最大的好处,就是能够预防脑卒中。根据研究,只要每天多补充 400 毫克的钙,相当于 1～2 片钙片,或 2 杯牛奶的量,就能够降低脑卒中发生的机会。所以,优酪乳、牛奶、钙片等这类钙质食品,都是女性健康的好朋友。根据医学专家统计,经常饮用牛奶的人,脑卒中发病率为3.7%,而不饮牛奶的人,脑卒中发病率为7.9%,后者为前者的2.14倍,其主要原因就在于牛奶中含有较多的钙质。当然,男性补充钙质与女性一样,都有健康效果,关键在于长期坚持服用。

11. 维生素C可预防脑卒中

每天喝一杯橘子汁可使你远离脑卒中,也许使您感到意外。但一项研究发现,维生素C血浓度较低的中年男性,患脑卒中的几率比其他男性要高近2.5倍。该研究对近2400名年龄介于42~60岁的男性的维生素C血浓度进行了检测,研究结果显示,维生素C血浓度相对较低的男性,其脑卒中的发病率是维生素C血浓度相对高的男性的2.4倍。个别伴有高血压或肥胖的男性,如果他们的维生素C血浓度也处于低水平的话,他们患脑卒中的概率比其他人更要高2.6~2.7倍。

脑卒中的主要原因是动脉硬化,而导致动脉硬化的一个重要原因,就是低密度脂蛋白(LDL)的损伤作用,而抗氧化剂如维生素C可减慢这一过程。但是,维生素C血浓度较高的男性可能因为平时经常食用水果、蔬菜和低盐、低脂食物,所以身体健康状况也较为良好,因此目前还不能单纯用维生素C来解释这一调查结果。但可以明确的是:高血压和肥胖者,并有血液维生素C水平低下的男性是脑卒中的高危人群。